PETER BEER

Achtsamkeit statt Angst und Panik

arkana

PETER BEER

ACHTSAMKEIT

STATT ANGST UND PANIK

Mit Meditation
zu Ruhe, Frieden und
(Selbst-)Sicherheit

arkana

Sollte diese Publikation Links auf Webseiten Dritter enthalten,
so übernehmen wir für deren Inhalte keine Haftung,
da wir uns diese nicht zu eigen machen,
sondern lediglich auf deren Stand zum Zeitpunkt
der Erstveröffentlichung verweisen.

MIX
Papier | Fördert gute Waldnutzung
FSC® C083411

Penguin Random House Verlagsgruppe FSC® N001967

2. Auflage
Originalausgabe

in der Penguin Random House Verlagsgruppe GmbH,
Neumarkter Straße 28, 81673 München
Lektorat: Pascal Frank
Umschlaggestaltung: ki 36 Editorial Design, München, Daniela Hofner
Coverfoto: © Sandra Eichenseher
Illustration Innenteil am Kapitelanfang: © Алёна Коваль / istockphoto
Satz: Satzwerk Huber, Germering
Druck und Bindung: CPI books GmbH, Leck
Printed in the EU
ISBN 978-3-442-34282-2

www.arkana-verlag.de

Inhalt

Sich der eigenen Innenwelt zuwenden

Weißt du, was ich paradox finde? Unsere Menschheit ist schon so weit gekommen: Wir sind auf den Mond geflogen, tragen in unseren Hosentaschen das Wissen der ganzen Welt auf unseren Smartphones, die allermeisten von uns haben jederzeit ausreichend zu essen und warmes Wasser aus dem Hahn – aber wir haben keine Ahnung, wie wir mit Ängsten, Sorgen und unangenehmen Emotionen umgehen können. Obwohl doch Gefühle zum Existenziellsten überhaupt gehören, lernen wir alle möglichen Spitzfindigkeiten in der Schule, die wir kurze Zeit später ohnehin wieder vergessen haben, aber wir lernen nichts über unser Innenleben. Und eben nichts über die Angst – wo sie herkommt, wie sie unser Leben unbewusst bestimmt und wie wir mit ihr sein können, ohne uns von ihr vorschreiben zu lassen, was wir tun können und was nicht.

Wir leben zweifellos in einer der aufregendsten Epochen der Menschheitsgeschichte. Beinahe jeden Tag gibt es irgendeine kleine technologische Revolution, die unser Leben verbessern, verlängern oder verschönern soll. Eine Innovation jagt die nächste. Doch mit zunehmendem technologischem Fortschritt, der uns ja eigentlich mehr Sicherheit geben soll, nehmen auch die Ängste zu. Die Zahl der unter Ängsten leidenden Menschen ist so hoch wie nie.

Vielleicht hast du zu diesem Buch gegriffen, weil du zu ihnen gehörst. Und weil du endlich aus dem Leid und der Enge herausfinden willst, in denen dich deine Ängste gefangen halten. Das führt uns zu einem weiteren Paradox: Heraus aus deiner Angst kommst du, indem du dich ihr achtsam zuwendest. Indem du dich deiner Innenwelt auf behutsame Weise stellst. Statt nach außen in eine Welt, die du verzweifelt zu kontrollieren versuchst, lade ich dich ein, nach innen zu gehen. Ich lade dich ein, dorthin zu gehen, wo verborgen unter all deinen Ängsten und Sorgen, versteckt hinter allen möglichen leidvollen Erfahrungen Freiheit auf dich wartet.

Ich selbst bin meinen zahllosen Ängsten, die sich über viele Jahre hinweg zu regelmäßigen Panikattacken gesteigert hatten, heute sehr dankbar. Auch wenn es die schlimmste Zeit meines Lebens war, wäre ich ohne sie heute nicht der Mensch, der ich bin. Ohne sie könnte ich dieses Buch nicht schreiben und dich nicht dabei unterstützen, deinen eigenen gesunden und befreienden Umgang mit der Angst zu finden.

Weißt du, mich erinnert unser üblicher Umgang mit der Angst manchmal an einen jungen Bergwanderer, dessen Geschichte ich dir gern gleich hier am Anfang unserer gemeinsamen Zeit erzählen möchte. Dieser junge Mann wollte einen hohen felsigen Berg erklimmen. Der Aufstieg führte über lange steinige Wege, ausgedehnte Geröllfelder und einige Kletterpassagen, die seine ganze Konzentration und viel Geschick erforderten. Erschöpft am Gipfel angekommen, bemerkte er, dass die Sonne bereits unterzugehen begann, und ihn ergriff die Angst, es nicht mehr vor Einbruch der Dunkelheit ins Tal zurück zu schaffen.

Er packte seine Sachen auf dem Gipfel schnell wieder in seinen Rucksack und trat zügig den Rückweg an. Doch die Sonne verschwand unaufhaltsam hinter dem Horizont. Und mit ihr das Licht, das den Weg des Wanderers hätte beleuchten können. Nach zwei Stunden befand er sich in völliger Dunkelheit in einer sternenlosen Nacht irgendwo auf dem Berg. Er konnte kaum seine Hand vor Augen sehen.

Vorsichtig tastete er sich Schritt für Schritt voran. Doch dann passierte es. Ein unbedachter Schritt – ins Leere. Wo sein Schuh hintreten wollte, gab es keinen Boden, keinen festen Halt. Während der Mann fiel, gelang es ihm noch, sich an ein paar Ästen festzuhalten. Verzweifelt versuchte er, sich hochzuziehen und irgendwo neu Tritt zu fassen. Immer und immer wieder. Doch es gelang ihm nicht. Mit all seiner Kraft hielt er sich an den Ästen fest, doch seine Hände wurden kälter und kälter, und seine Kräfte ließen nach.

Da hing er, mutterseelenallein, frierend, erschöpft und verzweifelt in der Gewissheit des Abgrundes unter sich. Zum ersten Mal in seinem Leben begann er zu beten. Alles, was ihm einfiel: »Lieber Gott, bitte rette mich! Ich bin noch zu jung zum Sterben! Bitte hilf mir …«

Doch schon viel zu lang hielt er sich an den Ästen fest. Ihm wurde klar, dass er es nicht mehr viel länger schaffen würde. Seine Muskeln würden bald aufgeben müssen.

Er weinte und schrie.

In seinem Kopf verabschiedete er sich von seinen Liebsten. Er wusste, dass er am Ende seiner Kräfte war und sich nun unmöglich noch länger festhalten konnte.

Dann war es so weit. Er schloss seine Augen und ließ los.

Und er fiel. Einen winzigen Augenblick lang … und landete auf dem Pfad. Völlig erstaunt blieb er kurz stehen und kauerte sich dann auf den Boden. Er konnte es kaum fassen! Er war sicher nicht mal einen halben Meter tief gefallen. Stundenlang hatte er in tiefster Verzweiflung um sein Leben gekämpft, nicht wissend, dass der sichere Boden direkt unter seinen Füßen gewartet hatte …

Genauso kommt es mir mit unseren Ängsten vor. Wir haben es uns über Jahre und Jahrzehnte hinweg angewöhnt, gegen sie anzukämpfen, sie zu vermeiden oder vor ihnen wegzulaufen. Wir haben unter ihnen gelitten. Wir haben sie verteufelt. Haben gehofft, dass irgendjemand kommt, der sie uns nimmt. Wir haben Angst vor der Angst selbst aufgebaut, das Vertrauen in den eigenen Körper verloren und dabei ein Feindbild erschaffen: die Angst. Wir kämpften, weinten, fluchten, resignierten, beteten vielleicht oder baten unsere Mitmenschen um Hilfe. Doch je mehr wir versucht haben, gegen die Angst anzukämpfen, umso anstrengender und furchterregender wurde sie.

Wir haben nie die Möglichkeit eines anderen Weges in Betracht gezogen. Eines Weges, der zu Beginn Mut erfordert. Den Mut, sich dem Schreckgespenst zu stellen, das wir über die Jahre aufgebaut haben. Wenn wir ihn aufbringen, werden wir erkennen, dass schon immer Boden unter unseren Füßen war und unser Körper hervorragend in der Lage ist, mit der Emotion Angst umzugehen.

Glaub mir bitte eins: Ich möchte das Leiden an der Angst nicht kleinreden. Wie ich schon sagte, habe ich selbst lange Zeit schrecklich unter Ängsten und Panikattacken gelitten. Ich hätte alles dafür gegeben, damit sie endlich verschwinden. Auch wenn kein Zaubertrick existiert, der uns aus der Angst und den Sorgen herausholt, weiß ich heute genau, dass es einen Weg zurück in ein Leben mit sehr viel mehr Freiheit, Leichtigkeit und Freude gibt. Ich weiß es aus meiner eigenen Erfahrung und der Tausender Menschen, die ich bereits auf dieser Reise begleiten durfte.

Ja, Angst ist unangenehm, lähmend, manchmal kaum zu ertragen. Ja, Angst ist auch anstrengend, aber letztlich immer nur in dem Maße, in dem wir gegen sie ankämpfen. Wenn du den

Mut findest, der Angst gemeinsam mit mir in diesem Buch und in den geführten Bonusmeditationen und Videos achtsam zu begegnen, wirst du erkennen, wie unspektakulär sie in Wahrheit ist. Und dass sie, so schnell und so oft sie auch kommen mag, immer wieder geht.

In diesem Buch werden wir es gemeinsam tun: Wir hängen uns an einen Ast über dem Abgrund und lassen miteinander los. Und nach all meiner Erfahrung kann ich dir sagen: Du wirst sehen, dass du sicher bist. Bis dahin bist du eingeladen, dich in das Lesen hineinzuentspannen.

Ich möchte dich von Herzen und mit tiefem Mitgefühl einladen, dich auf das einzulassen, was ich dir hier erzählen und wozu ich dich ganz praktisch anregen möchte. Ich weiß, dass es funktionieren kann. Und ich wünsche dir genau diese Erfahrung: dass du deine Angst umarmen lernst und frei und freudig dein Leben zu gestalten beginnst. Ganz nach deinen Wünschen und Potenzialen.

Herzlich
Peter

Mein Leben vor der Achtsamkeit war Angst

Ich hatte in meinem Leben wahrscheinlich dreitausend Panikattacken. Über zehn Jahre litt ich an einer starken Angsterkrankung, was mir aber lange Zeit gar nicht bewusst war. Von Angst hätte ich nie gesprochen. Was ich spürte, war nur diese ständige innere Unruhe, die Wellen an Emotionen, das Flüchten, das Kämpfen und die dauernde Erschöpfung.

Gleich hier am Anfang dieses Buches möchte ich dir ein wenig von meinem Weg mit dieser Angst erzählen. Ich weiß aus meinen Kursen in der Achtsamkeitsakademie, dass dies andere Menschen ermutigen kann – denn ich steckte lange Zeit tief im Leiden und fühle mich heute frei davon. Was mir dabei vor allem geholfen hat und was ich bis heute lebe und auch lehre, das ist Gegenstand dieses Buches.

Lass mich ein bisschen ausholen. Ich bin in einer Familie groß geworden, in der man – wie ich heute weiß – auch schon viel mit Ängsten zu tun hatte, mit Hypochondrie und mit starken emotionalen Belastungen. In meinem Umfeld gab es kaum Kompetenz, mit solchen Dingen, ja überhaupt mit Gefühlen umzugehen – wie das leider häufig so ist. Und natürlich haben sich all die mir vorgelebten Muster auch auf mich übertragen. In meiner frühen Jugend entwickelte ich dann allerdings das genaue Gegenteil: Ich strotzte nur so vor Selbstbewusstsein. Zumindest nach außen hin. Da trat ich sehr souverän auf. Innerlich war ich extrem unruhig und angespannt, vor allem in der Gegenwart anderer Menschen. Doch ich konnte es perfekt überspielen. Ich zeigte mich als den besonders Coolen, gab in der Schule den Klassenclown, stand immer im Mittelpunkt.

Es war meine Art der Kompensation. Dass ich voller Ängste war, hätte ich auch selbst so niemals sagen können. Nicht einmal denken. Es war komplett unbewusst. Ich erlebte mich als aufgewühlt, und von außen hätte man vielleicht gesehen, dass ich mit den Füßen wippe oder an den Fingernägeln spiele – aber man hätte schon sehr genau hinschauen müssen, um hinter meine Fassade zu blicken.

Als das Leben mit Beginn meines Studiums der Elektrotechnik anspruchsvoller wurde, funktionierte das Kompensieren zunehmend weniger. Bisher war mir eigentlich alles zugefallen, doch jetzt musste ich mich richtig anstrengen. Ich musste Gas geben. Der innere Druck wuchs. Beinahe jeden Morgen wachte ich komplett verspannt, erschöpft und trotzdem mit dieser inneren Unruhe auf, und selbst in ganz normalen Vorlesungen, wo niemand etwas von mir wollte, stand ich extrem unter Druck. Mein Kopf tat weh, und ich quälte mich, den Inhalten zu folgen.

Mit Anfang zwanzig hatte ich natürlich sehr viel Energie. Doch ich kämpfte mich durch ein Studium, das mich in Wahrheit gar nicht interessierte, und verschleuderte all meine Kraft im Kampf gegen die innere Unruhe und die Sorgen, die mich nicht schlafen ließen. Ich hatte das Studium nur begonnen, weil ich davon ausgegangen war, dass es mir einen sicheren Job und eine gute Karriere ermöglichen würde.

Irgendwann zeigte mein Körper bei all dem mir selbst bereiteten Stress und Druck so starke Symptome, dass es mich wirklich hilflos machte. Sie machten sich in Form einer Panikattacke bemerkbar, auch wenn ich damals nicht wusste, dass es eine Panikattacke war. Ich saß wie jeden Tag in der Vorlesung, innerlich total angespannt, um einem Stoff zu folgen, der mich in Wahrheit nicht interessierte. Plötzlich spürte ich ein Stechen in der Brust, das sich im gesamten Herzraum ausbreitete. In mir zitterte es, ich hielt die Spannung kaum aus. Und ich konnte nicht zuordnen, was da passierte. In meinen Verstand schossen sofort Gedanken, allen voran: »Das ist ein Herzinfarkt!«

Gleichzeitig wollte ich nicht, dass irgendjemand bemerkte, wie es mir ging. Ich schleppte mit also aus der Vorlesung, um mich auf der Toilette zu beruhigen. Da mir dies nicht wirklich gelang, kämpfte ich mich zum nächsten Bus, der mich ins Krankhaus brachte. Dort fühlte ich mich etwas sicherer, es ging mir sofort ein bisschen besser. Die Ärzte untersuchten mich – mit dem Ergebnis, dass alles in Ordnung sei. Erleichtert, aber trotzdem unsicher verließ ich das Krankenhaus.

Die Hypochondrie, die ich aus meinem Elternhaus kannte, brach in der Folgezeit bei mir durch und zog mich in eine Spirale aus Symptomen, Angstgedanken und stärkeren Symptomen. Und so landete ich wieder und wieder in der Notaufnahme.

Jahrelang war es mein Muster, den enormen Druck irgendwie auszuhalten und mich voranzukämpfen, um allen Anforderungen gerecht zu werden. Wenn mein Körper das nicht mehr zuließ, weil die Kopfschmerzen, der Schwindel, die Magen-Darm-Probleme und vor allem dieses Stechen in der Herzregion unerträglich wurden, lief ich davon. Heraus aus einer Vorlesung und hinein ins Krankenhaus oder manchmal einfach auch zu meiner damaligen Freundin, meiner heutigen Frau, um mich irgendwie zu beruhigen. Dreimal habe ich mich sogar vom Krankenwagen abholen lassen. Man machte die üblichen Tests mit mir, schickte mich durch die üblichen Maschinen und sagte mir, dass man nichts finden könne. Das erleichterte mich allerdings immer nur für kurze Zeit. Nach spätestens drei Tagen wurden die Gedanken wieder stärker, die mir sagten: Wenn du so heftige Symptome hast, dann muss etwas ganz und gar nicht in Ordnung sein. Wahrscheinlich finden sie es nur nicht.

Ich startete eine Odyssee durch die unterschiedlichsten Arztpraxen. Ein Kardiologe untersuchte mich über Stunden hinweg mit allem, was seine Geräte und Labore hergaben. Doch die Werte waren unauffällig. Eine solche Schleife drehte ich bestimmt fünfzig Mal, und manchmal saß ich nur Stunden nach einem Arztbesuch und der Aussage »ohne Befund« wieder im gleichen Schlamassel. Niemand aber sagte mir auch nur ein Wort darüber, was wirklich mit mir los war: Ich hatte Panikattacken.

Mein Leben wurde zu einem immer schmaleren Korridor. Eng und enger. Die Angst erlaubte mir immer weniger an Erleben, an Begegnung und Erfahrung.

Heute weiß ich, wie viele Menschen sich in meiner Beschreibung wiederfinden können. Möglicherweise kennst auch du diese Zustände, vielleicht genauso stark oder in einer anderen Intensität. An welcher Stelle bei uns der Druck einsetzt, kann ganz unterschiedlich sein. Bei mir war es eine enorme Angst, ich könnte versagen. Genauso gut kann es aber auch die Angst sein, nicht allen und allem gerecht zu werden, die Angst, ausgestoßen zu werden, durchs Raster zu fallen, alleingelassen zu sein und was es noch alles für beklemmende Vorstellungen gibt. Bevor wir erkennen, was mit uns los ist, es akzeptieren und einen neuen Umgang damit finden, sind wir dem Leiden ausgeliefert. So wie ich damals.

Blieben meine Anfälle von Körpersymptomen – die Panikattacken, die ich damals keinesfalls so benannt hätte – anfangs auf mein Studium beschränkt, auf Vorlesungen, Prüfungen, das Lernen, traten sie mit der Zeit auch auf, wenn ich mit Freunden unterwegs war, und irgendwann sogar in der Familie. Zu all dem Druck und dem körperlichen Schmerz kam noch etwas anderes hinzu: Ich habe mich unendlich dafür geschämt, dass es mir so schlecht ging und ich mich nicht unter Kontrolle hatte. Und ich habe alles dafür getan, dass niemand mitbekam, was in mir los war. Ich habe tapfer meine Maske getragen, und wenn sie herunterzufallen drohte, flüchtete ich. Vor den anderen, aber eigentlich vor mir selbst.

Der Leistungsdruck, den ich unterschwellig spürte, war viele Jahre lang größer als das Leid. Also habe ich weitergemacht. Habe mich durchgeboxt. Habe versucht, mit aller Macht meine nie hinterfragten Ziele zu erreichen. Es gab kein Innehalten und Fragen: Was tue ich hier eigentlich? Was möchte ich in meinem Leben? Von so etwas hatte ich überhaupt keine Vorstellung. Es gab keine andere Option als den Kampf und, wenn ich nicht mehr konnte, die Flucht. Meine Perspektive erlaubte einzig und allein, dass ich das Studium durchziehe und dann einen sicheren und gut bezahlten Job annehme. Dann würde nämlich alles gut sein.

Du ahnst schon: Es wurde nicht gut. Es wurde schlimmer. Irgendwann war ich Ingenieur in einer großen Firma. Die Anforderungen wurden noch höher. Der Druck wurde noch größer. Ehrgeizig, wie ich war, kam ich recht schnell in eine anspruchsvolle Position – und dort hieß es: Junger Ingenieur, jetzt zeig mal, was du kannst. Und das wollte ich natürlich auch. Ich wollte es allen zeigen. Ich wollte die Karriereleiter nach oben stürmen. Also kämpfte ich mich wieder durch. Durch Dutzende Meetings in der Woche, Hunderte E-Mails am Tag, Deadlines, Kundentermine, Dienstreisen, Aufgaben, Ansprüche. Jedes Meeting war Nervosität, Zittern, Unruhe. Jeder Kundentermin war mit Druck und Stechen im Herzen verbunden und mit der Angst, dass mir jemand etwas anmerken könnte. Auch nachts ratterte es in meinem Kopf, ich war den düsteren Gedankenströmen hilflos ausgeliefert, ohne irgendein Werkzeug, mit ihnen umzugehen. Ich *war* diese Gedanken. Ich *war* dieser Druck …

Wenn ich heute an diese Zeit zurückdenke, schaudert es mich, was sich Menschen antun können. Einfach weil sie keine Alternative zu dem kennen, was sie als ihren Weg ansehen. Ich hatte Jahre in einem Zustand verbracht, als wäre ununterbrochen ein Säbelzahntiger hinter mir her. Diese ganze Zeit war ich auf der Flucht. Meine Gedanken reichten nicht weiter als bis zu der Frage: Wo ist der nächste Baum, auf den ich mich retten könnte? Wo ist der nächste Mensch, der mich ins Krankenhaus fahren könnte? Wo ist überhaupt das nächste Krankenhaus? Ich war ein Gejagter. Alle Systeme auf Anschlag. Dauerhaft vermeintlich in Lebensgefahr. Und keine Ahnung, was mit mir los war. Und eigentlich wollte ich es auch nicht wissen. Ich wollte, dass ich einfach endlich normal sein kann. Ganz normal, so wie alle, die es ja offenbar schafften. Die ihre Karrieren machten, ihr Geld verdienten, ihr Leben lebten.

Irgendwann wachte ich tatsächlich jede Nacht mindestens ein Mal schweißgebadet und mit Herzschmerzen auf. Jeden Morgen begrüßte mich eine Panikattacke, wenn mir bewusst wurde, was der Tag mir abverlangen würde. Keine Sekunde kam ich noch zur Ruhe. Nicht einmal im Urlaub. Irgendwo in einem schönen Restaurant am Strand, zusammen mit meiner Frau, war in mir immer dieses Kontrollieren, dieses ängstliche Absuchen meines

Körpers, ob alles in Ordnung war. Schlug mein Herz normal? Stach es irgendwo? Mich einfach mal in den Moment fallen lassen – das war mir unmöglich.

An einen kleinen Schimmer von Erleichterung allerdings erinnere ich mich, denn ich tat etwas, was mich enorme Überwindung kostete. Jahrelang hatte ich mich niemandem anvertrauen können. Und eines Tages passierte es, dass ich meiner Frau erzählte, wie schlecht es mir ging, dass ich so enorm unruhig war und die Spannungen in meinem Körper kaum noch aushielt. Ich sage dir: Es tat so gut, das mit jemandem teilen zu können! Die Maske fallen zu lassen vor einem Menschen, dem man vertrauen kann, ist unglaublich hilfreich.

Meine Frau war damals sehr erstaunt, und gleichzeitig hatte sie natürlich miterlebt, wie oft ich ins Krankenhaus oder zu Ärzten gegangen war. Sie hatte auch meine Unruhe gespürt und schon geahnt, dass irgendetwas nicht so ganz stimmte. Aber sie kannte mich nicht anders, und natürlich wollte sie mich auch lieber als jemanden sehen, der genauso selbstbewusst war, wie er immer tat. Sie wollte verständlicherweise nicht sofort und jubelnd wahrhaben, dass ich offenbar in vielem ganz anders war, als es schien. Ein Schwächling vielleicht? Einer, der es nicht hinbekommt? Der bald zusammenklappt? Auch für sie war es eine Herausforderung und ein Entwicklungsweg. Viele Jahre haben wir gemeinsam daran gearbeitet.

Vielleicht findest du dich in dem wieder, was ich hier schreibe – auf irgendeine Weise. Die Wahrheit ist: Jede und jeder von uns hat Ängste, entweder bewusst oder unbewusst. Was kaum jemand von uns kennt, sind die Wege, mit der Angst umzugehen und sich nicht mehr von ihr beherrschen und beeinträchtigen zu lassen. Es gibt sie, und ich möchte dir in diesem Buch den Weg vorstellen, den ich gegangen bin und den auch du gehen kannst. Woher ich das weiß, dass auch du ihm folgen kannst? Ich habe bei unzähligen meiner Kursteilnehmerinnen und -teilnehmern gesehen, dass es funktioniert. Ganz gleich, ob sie »einfach nur« ein paar latente Ängste und Sorgen hatten oder regelmäßig wiederkehrende Panikattacken. Doch lass uns zunächst noch ein wenig bei dem bleiben, wie es mir damals ging. Es gab da nämlich einen ganz wichtigen Moment.

Der Moment, in dem es sich zu wandeln begann

Jahre des Leidens verlangten mir viel ab. Mein Körper brachte eine Menge Energie mit, doch irgendwann hatte ihn mein Kampf in die Knie gezwungen. Nichts ging mehr. Ich hätte mich weiter angetrieben und hätte alles versucht, meine Fassade aufrechtzuerhalten. Doch es war nicht mehr möglich. Ich kam spätabends von einer längeren dienstlichen Flugreise zurück, hatte dort geschlagene zwei Wochen lang kaum geschlafen, jede Nacht Panikattacken durchgestanden, Dutzende Kundentermine mit Herzrasen und -stechen hinter mich gebracht. Und als ich in den frühen Morgenstunden des nächsten Tages – ein Montag, an dem ich schon einen Bericht über die Reise hätte abliefern müssen – im Bad vorm Spiegel stand, schaute mich ein Fremder an. Tiefe dunkle Augenringe. Bleiche Haut. Toter Blick.

Das war ich?

Das war ich!

Eine Stimme in mir schrie: So kann es nicht weitergehen!

Ich ging zum Arzt, holte mir eine Krankschreibung und wusste: Ich werde etwas ändern.

An diesem Tag begann mein Weg zu mir selbst und hinein in das Leben, das ich heute führe. Es war dabei nicht so, dass ich eine tolle Sache entdeckte, sie umsetzte, und damit war alles super. Immer braucht es seine Zeit und ein Spektrum an Dingen, die uns helfen, das Leben der Angst zu verlassen. So war es auch bei mir. Aber wenn ich es auf eine Essenz herunterbrechen dürfte, ist es, dass ich angefangen habe, nicht mehr vor mir selbst wegzulaufen. Ich blieb stehen und schaute dem, was in mir passierte, ins Gesicht. Ich ließ die klassischen Vermeidungsstrategien – das Abhauen, das Verdrängen, das Kämpfen, das »Tschakaa!« – los und fing an, das Erleben in meinem Körper sehr detailliert wahrzunehmen.

Ich schaute wirklich hin. Fühlte hinein. Erlebte, was da tatsächlich los war. Dies gelang mir manchmal gut, und ich war stolz auf mich. Aber genauso oft schaffte ich es nicht, was, wie ich heute weiß, auch ein wichtiger Teil der Heilung ist. Ein langwieriger, mal schwieriger, mal wunderschöner Weg begann. Er lehrte mich, meine Ängste zu umarmen und Schritt für Schritt zu Vertrauen in meinen Körper und in mich selbst zu finden. Dieser Weg führte mich in ein Leben, das ich mir damals nie hätte erträumen können.

> Als ich begann, aktiv mit meinen Emotionen und Empfindungen zu arbeiten, tat sich mir eine völlig neue Welt auf. Und ein Lebensgefühl voller Frische und Weite hielt bei mir Einzug, wie ich es schon nicht mehr für möglich gehalten hatte.

Mithilfe von Dr. Google entdeckte ich staunend, dass es auch psychisch begründet sein kann, sich so zu fühlen, wie ich mich oft fühlte. Es musste also gar keine körperliche Ursache geben! Was für eine Erkenntnis! Ich hatte jahrelang an der falschen

Stelle gesucht! Nun begann ich, alles an Büchern und Artikeln zu verschlingen, was mir irgendwie hilfreich schien. Ich schrieb mich neu an der Uni ein – diesmal aus brennendem Interesse – und studierte Psychologie. Ich begann zu meditieren und mich auch in die buddhistische Psychologie zu vertiefen.

Auch mit meinen Symptomen arbeitete ich aktiv. Zum Beispiel mit dem Schwindelgefühl, das mich regelmäßig überfallen hatte. Ich setzte mich auf meinen Drehstuhl, ließ ihn eine Weile kreisen, und wenn mir schwindlig war, hielt ich es aus. Ich erlebte es bewusst. Spürte, wie die Panik hochkam … und erlaubte es. Ich erlaubte dem Empfinden, da zu sein. Ich gab ihm Raum. So gut es jeweils ging. Es war ein Training meines limbischen Systems im Gehirn zu erkennen: Da ist keine Gefahr. Es gibt ein Geschehen in meinem Körper. Ich kann es wahrnehmen. Und dann lässt es von selbst auch wieder nach. Ich bin *safe.*

Damit kam ich ganz organisch bald zu Meditation und Achtsamkeit. Ohne sie, davon bin ich heute überzeugt, wäre zumindest mir der Weg aus der Angst nicht möglich gewesen. Denn was passiert, wenn wir darin verwickelt sind? Ein äußerer Impuls kommt auf uns zu, und wir zeigen eine Reaktion. Unmittelbar. Da gibt es keine Pause dazwischen. Bei mir war es irgendwann sogar so, dass ich gemütlich in meinem Bett liegen konnte, dann hörte ich draußen einen Krankenwagen mit Sirene vorbeifahren – und sofort begann eine Panikattacke. Es gab keinen Raum, irgendetwas daran zu ändern. Reiz – Reaktion. Meditation und Achtsamkeit aber schaffen genau diesen Raum. Sie geben uns die Möglichkeit, nach einem Impuls beeinflussen zu können, wie wir damit umgehen. Und sie eröffnen uns sogar die Chance, unsere Ängste an der Wurzel zu packen und dort dafür zu sorgen, dass sie uns nach und nach loslassen. Darum wird es neben Hintergrundinformationen zu Ängsten in diesem Buch gehen – ebenso wie darum, was du im Akutfall einer Panikattacke oder starken Angst tun kannst.

Wie ich es erlebe – bei mir selbst und bei vielen anderen Menschen, die ich bislang begleiten durfte –, ist es auch ein ausgiebiger Prozess der Desidentifikation. Ich war komplett damit identifiziert, ein selbstbewusster Mann zu sein, der alles im Griff hat und alles schaffen kann, was er möchte. Diese Identifikation war der Antreiber, der mich immer weitermachen ließ, während mein Körper schon mit Panik reagierte. Für mich aber gab es nichts anderes, als diesem Bild zu entsprechen. Als ich beginnen konnte, diese Vorstellung von mir selbst zu lösen und mich dem zuzuwenden, was ich tatsächlich zu jener Zeit war, konnten Entspannung und Heilung beginnen. Und die Entfaltung meines wahren Potenzials. Genau das wünsche ich auch dir.

Lass meine Erfahrung dir dienen

Ich habe dieses Buch damit begonnen, dir etwas ausführlicher von mir zu erzählen. Mit den Teilnehmerinnen und Teilnehmern meiner Kurse habe ich die Erfahrung gemacht, dass das sehr hilfreich sein kann. Denn sehr viele Menschen, die von Ängsten oder Panikattacken gequält werden, erleben es nicht nur, dass sie sich niemandem anvertrauen wollen, weil es ihnen zu peinlich ist. Wenn sie es einmal tun, dann fühlen sie sich oftmals nicht verstanden oder mit irgendwelchen faden Tipps abgespeist.

Es ist eben immer eine Frage der persönlichen Erfahrung. Wer noch nie im Feuer gestanden hat, weiß nicht, wie sich Hitze anfühlt. Wenn wir mit jemandem zusammen sind, der noch nie eine Panikattacke erlebt hat, der nicht weiß, wie sich eine wirkliche Depression oder ein Burn-out anfühlt, dann kann er uns als davon Betroffene nicht verstehen, so sehr er es auch möchte. Er gibt uns dann vielleicht Ratschläge, wir sollten mal in die Natur hinausgehen, weniger arbeiten oder früher ins Bett – und natürlich hilft uns das nicht.

Ein sehr guter Freund von mir, wir kennen uns seit der Kindheit, hat mir hierzu eine schöne Erfahrung geschenkt. Wir haben auch zusammen studiert, und er hat in dieser Zeit miterlebt, was mit mir passierte. Und wie junge coole Männer so sind, hat er auch ab und zu eine abfällige Bemerkung darüber gemacht – so im Sinne von: Ich solle mich nicht so haben. Wir strebten beide nach dem typischen Männerbild, gingen ins Fitnessstudio und waren einfach Macher. Dieser Freund hatte keine Erfahrung mit so einer tiefen Not, wie ich sie erlebte, wie ich sie aber auch nicht artikulierte. Und genau dieser Freund ist nun vor einiger Zeit in ein Burn-out gerutscht. Auf einem Spaziergang schaute er mir dann eines Tages in die Augen und sagte: »Peter, es tut mir so leid, wie ich damals mit dir umgegangen bin. Ich hatte keine Ahnung, wie es dir geht. Ich hatte keine Vorstellung davon, wie kacke es sich anfühlen kann.«

Natürlich ist es gut gemeint, was uns unsere Lieben sagen, wenn sie unsere Not sehen. Aber ohne eigene Erfahrung bleibt es ihnen fremd. Bloße psychologische Kenntnisse helfen dabei auch nicht. Oft höre ich von den Teilnehmerinnen und Teilnehmern meiner Kurse, dass sie sich selbst von Psychotherapeuten nicht verstanden fühlen. Vielen fehlt die Erfahrung am eigenen Leib, wodurch sie manche Patienten einfach nicht erreichen können.

Im Schamanismus kennt man eine Initiation, die alle künftigen Schamanen zu durchlaufen haben. Sie müssen Krankheit erfahren und selbst den Weg der Heilung gehen, um später andere unterstützen zu können. In diesen Kulturen glaubt man daran, dass nur ein Mensch, der Krankheit und Heilung selbst durchlebt hat, ein Heiler sein kann. Auch deswegen bin ich froh über meinen Weg, der mir heute die Möglichkeit gibt, zahlreichen anderen Menschen in ihrer Angst zu helfen.

So weit wie die Schamanen möchte ich an dieser Stelle nicht gehen. Es gibt so viele wundervolle, engagierte und mitfühlende Therapeutinnen und Therapeuten, die sich jeden Tag für ihre Patienten einsetzen, auch wenn sie selbst nie das Leid eines Burn-outs, einer Depression oder eben Angsterkrankung erlebt haben. Dafür bin ich von Herzen dankbar!

Ich freue mich sehr, dass wir mit diesem Buch gemeinsam in eine tiefere Betrachtung der Angst und der Wege aus ihr heraus einsteigen. Ich hoffe sehr, dies kann für dich der Anfang oder ein weiterer und diesmal wirklich lösender und erlösender Schritt auf deinem Weg zu dir selbst und deiner vollen Größe sein. Lass dir Zeit dabei. Sobald wir auf dem Weg sind, geht es uns meist schon besser, denn wir sind aktiv geworden, unser Leben im Innen und im Außen wirklich neu zu gestalten. Dann macht es auch nichts, wenn es seine Zeit dauert. Denn das tut es.

Ich beispielsweise hatte irgendwann rational durchschaut, dass ich mit bestimmten Selbstbildern identifiziert war, die nicht der Realität entsprachen und mich immer wieder in die Angst schickten. Ich hatte sie vor allem durch meine Meditationspraxis erkannt. Aber ich war noch lange nicht in der Lage, komplett da auszusteigen. Das Gute jedoch ist: Jedes Mal, wenn ich mich wieder zu stark mit irgendeinem äußeren Ziel identifizierte und mich von einer Angst in dessen Richtung antreiben ließ, merkte ich die unangenehmen Reaktionen meines Körpers. Angst wurde für mich ein Indikator dafür, dass ich einer ungesunden Motivation folge. Auch auf diese Weise lernte ich, sie zu umarmen.

Ich lernte, meine Angst zu umarmen.

Leben ist immer Wachstum. Die Anforderungen steigen – und je mehr wir unser Potenzial entfalten, unsere Fähigkeiten hervorlocken, ungesunde Antreiber loslassen, umso mehr scheint das Leben uns auch zuzutrauen. Ich habe mittlerweile viele Mitarbeiterinnen und Mitarbeiter, bin Vater und darf jeden Tag Tausende Menschen auf ihrem Weg begleiten. Das sind Dinge, die ich früher nicht im Traum hätte bewältigen können. Jetzt aber funktioniert es und macht Freude, weil ich selbst gewachsen bin. Und auch heute habe ich selbstverständlich meine Herausforderungen, die noch mehr in mir hervorkitzeln, und meine Themen, die mich zeitweise zu bremsen versuchen. Doch ich nehme mich selbst in all dem auch nicht mehr so ernst.

Was sich bei mir komplett gewandelt hat, ist die Frage der Motivation. Es ist mir ganz wichtig, dir auch dieses Verständnis in diesem Buch zu vermitteln. Solange wir nämlich von Angst motiviert und von Befürchtungen angetrieben sind, erschaffen wir uns Stress und mehr Angst und möglicherweise sogar Panikattacken. Ist unser Antrieb hingegen Freude, die Lust, etwas auszuprobieren, sich selbst in all seinen Fähigkeiten zu erleben, irgendetwas Tolles in die Welt zu bringen – dann können wir unglaublich viel schaffen, und wir erleben keinen Stress dabei.

Also, machen wir uns auf den Weg?

Es ist mehr möglich, als du glaubst

Meine eigene Geschichte ist der Grund, warum ich jeden Tag mit ganzem Herzen versuche, andere dabei zu unterstützen, bewusster zu leben. Es scheint wie ein Wunder, dass ich vor Tausenden Menschen einen Vortrag halten kann. Es scheint wie ein Wunder, dass ich bislang mehr als hunderttausend Menschen auf ihrem Weg in Richtung Frieden, Vertrauen und mehr Bewusstsein begleiten durfte. Es scheint wie ein Wunder, dass sich ein Mensch selbst von innen heraus auf diese Weise transformieren kann. Aber das Wunder ist real. Und jeder kann es erfahren, der bereit ist, den Weg zu gehen. Dass du dieses Buch in deinen Händen hältst, zeigt schon, dass du dich dafür entschieden hast, einen solchen Weg zu wagen. Ich weiß, wie ermüdend und unerträglich er manchmal sein kann und dass er eine Menge Herausforderungen bereithält, viel Mut, Kraft, Geduld und Selbstmitgefühl erfordert. Aber all diese Dinge lernst du hier, und du hast mich als deinen Wegbegleiter.

Dieses Buch ist nicht das typische Fachbuch eines Psychotherapeuten, das dir aus einer theoretischen Herangehensweise heraus versucht zu helfen. Es ist ein Buch der Praxis. Aus meinen eigenen Erfahrungen, meinem Psychologiestudium, unzählbaren Stunden der Meditation sowie Erkenntnissen aus der modernen Wissenschaft und der buddhistischen Lehre habe ich mir über die Jahre das Wissen zusammengetragen (und am eigenen Leib erfahren), was Angst wirklich bedeutet – und wie man sich davon befreien kann.

Wenn du den Kern der Angst verstanden hast, gewinnst du viel mehr als nur dein altes Leben wieder, in dem du möglicherweise weniger von Ängsten geplagt warst. Nein, du hast die Möglichkeit, dir ein vollkommen neues, bewussteres, wahrhaftig erfülltes, wesentliches (nämlich deinem Wesen entsprechendes) Leben zu gestalten. Ich weiß, dass du diese Befreiung aus der Angst, den Sorgen, aus dem Spiel der Emotionen schaffen kannst. Mein Ziel ist, dass du mit diesem Buch mehr erreichst als ein, wie es in der Psychologie so schön heißt, funktionales Verhalten. Es geht nicht darum, endlich wieder oder überhaupt einmal zu funktionieren (auch wenn du dir das vielleicht jetzt wünschst). Sondern darum, wahrhaftig und erfüllt zu leben, aufrichtig zu lieben und diese Lebensreise, auf der wir uns alle befinden, mit allen Sinnen zu genießen.

Ich gebe zu, dass ich mir in den schlimmsten Zeiten meines Lebens nichts sehnlicher wünschte, als einfach nur zu funktionieren. Doch ich sage dir: Wenn mir damals ein Arzt eine Wunderpille gegeben hätte, die alle meine Ängste weggezaubert hätte – was wäre passiert? Mich hätte ein trostloses Leben erwartet. Ich hätte weiter als Ingenieur gearbeitet, ohne dafür zu brennen. Ich wäre langsam mit harter Arbeit die Karriereleiter hochgeklettert und hätte mich weiter für Dinge abgemüht, die mir eigentlich nicht wichtig waren. Ich hätte dabei all die kostbaren Momente verpasst, die mir das Leben immer schon schenken wollte. Ich hätte nie wahrhaftig geliebt, mich nie vollkommen erfüllt gefühlt. Ich hätte bis zur Rente zu funktionieren versucht, wäre wahrscheinlich auf dem Weg dahin krank geworden, was mein Körper ja bereits in den ersten Jahren mit Magen-Darm-Problemen, Herzrasen und anderen Anzeichen angedeutet hatte. Dann hätte ich das Geld, das ich verdient hätte, ausgegeben, um wieder gesund zu werden, und am Ende hätte ich auf ein trostloses, liebloses und mittelmäßiges Leben zurückgeblickt.

Mein Raus-aus-der-Angst-Tipp

Wir sind oft so stark identifiziert mit dem ängstlichen Teil in uns, dass wir es uns kaum mehr vorstellen können, wie es ohne ihn sein könnte. Doch ich lade dich ein, dir für einen Moment ein Leben auszumalen, in dem du nicht mehr von deinen Ängsten beeinträchtigt wirst. Stell dir vor, du wachst am Morgen in einem Leben auf, in dem du frei bist zu tun, was du möchtest und was wirklich zu dir passt. Was würdest du an diesem Tag tun?

> Auch wenn dein Kopf vielleicht meint, du könnest das niemals erreichen, kannst du vielleicht doch spüren, wie gut es sich anfühlt. Lass dir dieses Gefühl – auch wenn du es möglicherweise nur für den Bruchteil einer Sekunde erahnen konntest – Motivation sein, in diesem Buch weiterzulesen und der Praxis darin eine Chance zu geben.

Heute weiß ich, dass Leben so viel mehr bedeutet, als alle möglichen Anforderungen zu erfüllen, und dass die Angst mir so viel geschenkt hat. Ja, du liest richtig. Es geht nicht einfach darum, sich von ihr zu befreien, sondern auch darum, die Lerngeschenke der Angst auszupacken, um sich selbst in der Tiefe kennenzulernen. Und auch aus diesem Grund schreibe ich hier keines von diesen Büchern, die dich einfach nur (wieder) funktionieren lassen wollen. Es ist ein Buch, das dir helfen soll, die wahre Wurzel der Angst zu erkennen und zu lösen, um dadurch Stück für Stück zu einem wahrhaftigen Leben zu finden. Es geht mir darum, dass du dich nicht mehr von der Angst umklammern lässt, sondern dass du vielmehr aus freiem Herzen deine Angst umarmen kannst. Dankbar dafür, dass sie dir den Weg zur Freiheit gezeigt hat.

Wir dürfen verstehen, dass Angst nicht etwas ist, was es zu beseitigen gilt. Angst kann ein ganz natürlicher Alarmgeber dafür sein, dass etwas gerade nicht richtig ist. Wenn wir wissen, wie wir gesund mit ihr umgehen, können wir sie als Wegweiser nutzen – als Wegweiser zu dem Leben, für das wir gemacht sind und das wir wirklich aus unserem ganzem Wesen heraus bejahen können. Du wirst später im Buch noch genauer verstehen, was ich damit meine.

Für wen ist dieses Buch?

Dieses Buch entstand aus dem Mitgefühl, das ich für all die Menschen habe, die bewusst oder unbewusst unter Ängsten leiden. Ich verstehe ihren emotionalen Schmerz nur zu gut. Dieses Buch ist dabei nicht nur für jene, die sich extrem viele Sorgen machen, nachts grübelnd wachliegen und unter direkt spürbaren Ängsten leiden. Es ist genauso für alle, die unbewusst von ihren Ängsten geleitet werden. Und das sind, wenn wir es genau nehmen, wohl 99 Prozent der Menschen. Dieses Buch ist …

- … für all die Menschen, die aus einer bewussten oder unbewussten Angst heraus in ihrem tristen oder furchtbar stressigen Job bleiben, weil er ihnen finanzielle Sicherheit zu bieten scheint.
- … für all die Menschen, die in einer ungesunden Beziehung ausharren, weil sie Angst vor dem Alleinsein haben oder befürchten, niemanden zu finden, mit dem sie eine wahre Liebe verbinden könnte.
- … für all diejenigen, die ihr Potenzial nicht leben und ihre tiefsten Sehnsüchte verkümmern lassen, weil es sicherer scheint, im gewohnten Umfeld zu bleiben.
- … für all jene, die das Gefühl haben, diese Welt sei ein gefährlicher Ort, wo es nur ums Überleben geht.
- … für all diejenigen, die sich ständig auf der Flucht vor sich selbst in Süchten und ungesundem Verhalten verlieren.
- … für alle Mütter und Väter, die Angst um ihr Kind haben oder davor, als Eltern etwas falsch zu machen.
- … für all diejenigen, die vor großen Herausforderungen im Leben stehen und merken, dass die Angst sie an wichtigen Schritten hindert.

- ... für all jene, die versuchen, Besitz und Macht zu erlangen – aus der tiefen Angst heraus, nicht genug zu bekommen oder alles zu verlieren.
- ... für all diejenigen, die glauben, nicht gut genug zu sein, und Angst haben, nicht liebenswert zu sein.
- ... für alle, die unaufhörlich leisten und schuften und sich kümmern und machen und tun, weil sie Angst haben, sonst nicht geliebt zu werden oder nicht mehr versorgt zu sein.
- ... für all diejenigen, die ihre Träume nicht verwirklichen, weil sie Angst haben, etwas falsch zu machen oder es nicht zu schaffen.
- ... für all die Menschen, die aus Sorge um die Gesellschaft, den Frieden, die Menschheit, die Erde, die Tiere, das Klima, die Energieversorgung und so weiter kaum noch schlafen können.

Ich könnte diese Liste ewig fortführen, weil fast alle Menschen ihr Leben um ihre – oft unbewussten – Ängste herum organisieren. Ja, die Ängste bestimmen, was gelebt und wie es erlebt wird. Wie das genau aussehen kann, wirst du im Laufe des Buches noch besser verstehen. Es geht mir nämlich nicht nur darum, einen besseren Umgang mit der Angst zu lehren – wie das in der westlichen Psychologie oft gemacht wird. Geprägt von der buddhistischen Psychologie ist mir wichtig, dass du verstehst, welch tiefen Einfluss Ängste auf unser Leben haben. Sie bestimmen, wie weit unser Radius ist, wie schmal oder breit der Korridor dessen ist, was wir uns zu erleben trauen. Sie bestimmen, wer wir glauben zu sein. Auf der verzweifelten Suche nach Sicherheit und Beständigkeit erfahren wir nicht die Lebendigkeit und Freude, die uns das Leben bieten könnte. Hast du das einmal begriffen und gezielt für dein Leben verstanden, kannst du Änderungen herbeiführen, von denen du zuvor nicht einmal zu träumen gewagt hättest.

Wir werden uns in den folgenden Kapiteln viele Ebenen der Angst anschauen. Was ich dir dabei anbiete, ist spiralförmiges Lernen. Wir werden gemeinsam wie auf einer Schallplatte Rille für Rille tiefer gehen. Dabei wirst du sehen, dass manche Ängste, die sich an der Oberfläche vielleicht kaum zeigen, dennoch ihre Wurzeln tief in dein Unterbewusstsein gegraben haben. Du wirst lernen, wie du auch diese Ängste in deinem Alltag meisterst und in diesen Bereichen Frieden und Souveränität erfährst. Auf dem Weg der Achtsamkeit, wie ich ihn dir hier in Bezug auf die Angst vorstelle, kannst du dich Stück für Stück von Blockaden, ungesunden Prägungen und all diesen verborgenen Ängsten befreien, die dein Leben unterschwellig beeinflussen.

Dir werden viele Fragen begegnen, mit denen ich dir einen Spiegel vorhalten möchte, in der Hoffnung, dass du nicht nur liest, sondern auch reflektierst, dich selbst befragst und prüfst, inwieweit das, was du hier findest, auf dein Leben zutrifft. Eine Menge Extras wie die Raus-aus-der-Angst- und Rein-in-die-Achtsamkeit-Tipps sowie ganz praktische Übungen runden dieses Buch so ab, dass du damit eine wirkliche Transformation erleben kannst.

Das Leben ist ein Mannschaftssport

Ich bitte dich, wirklich alle Möglichkeiten zu nutzen, die dir helfen können, dich nachhaltig besser zu fühlen. Ich selbst war einen Großteil meines Lebens überzeugt davon, dass ich alles allein schaffen muss. Und irgendwie hatte ich auch das Gefühl, dass ich das so will. Mein Ego schien davon überzeugt zu sein, dass ich mich allein durchs Leben boxen muss. Es war die ungesunde Vorstellung eines Mannes, dass er ein Held zu sein hat. So musste ich in Hunderte Fallen und Fettnäpfchen treten, da ich einfach keine Unterstützung zugelassen habe. Viel Leid und viel ungenutzte Lebenszeit hätte ich mir erspart, wenn ich das, was ich dir hier gerade schreibe, früher verstanden hätte. Ein guter Freund von mir hat es einmal so wundervoll auf den Punkt gebracht, als ich wieder versuchte, ein Problem allein zu lösen. Er sagte: »Peter, das Leben ist ein Mannschaftssport!«

Es dauerte, bis ich es wirklich begriffen hatte, aber genau das möchte ich auch dir sagen: Das Leben ist ein Mannschaftssport. Wir müssen nicht alles allein herausfinden, allein schaffen und uns allein durchkämpfen. Ja, es beginnt mit deiner Verantwortung. Ja, du musst den Weg gehen, aber nicht allein. Ich lade dich ein, in die Verbindung mit anderen Menschen zu gehen und dich auch dabei deiner Innenwelt zu öffnen. Wir wissen vor allem aus der Traumatherapie, wie heilsam gelungene Beziehungen, in denen man sich dem oder der anderen wirklich zeigt, sein können.

Ich bin mir vollkommen bewusst, dass genau dies vielen schwerfällt, denn die Verletzungen, die sie tief in sich tragen, sind oft aus toxischen Beziehungen in ihrer frühsten Kindheit entstanden. Umso wichtiger ist es, diese Wunden zu heilen, und das gelingt, wenn wir uns entscheiden, uns den Menschen um uns herum wieder anzuvertrauen.

Ich hätte in meinem Leben nie so wundervolle, herzliche und aufrichtige Menschen kennengelernt, wenn ich nicht immer wieder den Mut gefasst hätte, mich zu öffnen, mich mit all meiner Unvollkommenheit zu zeigen, in einer Verzweiflung um Hilfe zu bitten, aber auch die Freuden zu teilen.

Wir alle werden intensiv unterstützt – oft sogar, ohne es zu merken. In diesem Moment, wo ich diese Zeilen schreibe, sitze ich unter einem Baum mitten im Bayerischen Wald. Die Stille der Natur hilft mir, mich zu konzentrieren, die leichte Sommerbrise erfrischt mich. Ich begreife: Der ganze Wald unterstützt mich gerade dabei, dieses Buch zu schreiben. Und nicht nur der Wald – auch all die Menschen, die mich auf meinem Weg dorthin begleitet haben, wo ich heute bin, einschließlich derer, die mir beigebracht haben, überhaupt zu schreiben.

Niemand kann alles allein schaffen. Und niemand muss alles allein schaffen. Was unsere Spezies so erfolgreich gemacht hat, ist, dass wir kooperieren.

Wenn du das Gefühl hast, allein mit deinen Ängsten und Herausforderungen nicht zurechtzukommen, ist das hier die große Einladung, dir Unterstützung zu holen. Es gibt Tausende wundervolle Menschen, die dir helfen und ein Stück des Weges mit dir gehen können, seien es Psychotherapeutinnen, Coaches, Lehrer oder andere Begleiterinnen. Wir müssen auch nicht allein aus schwierigen Lebensphasen herausfinden. Dazu treibt uns nur unser Ego mit einem krankhaft falschen Selbstbild, das sich getrennt von der Welt fühlt, oder alte Verletzungen, die ungeschickt versuchen, dich zu schützen, weil in ihnen der Glaube wirkt, die Menschen oder die Welt da draußen sind gefährlich. Erlaub dir, die Erfahrung zu machen, dass es dort draußen Millionen wundervolle Menschen gibt, mit denen du dich verbinden kannst. Diese großartigen Verbindungen und Begegnungen erlebe ich täglich in meiner Achtsamkeitsakademie (www.achtsamkeitsakademie.de), was mein Herz regelmäßig zum Lachen bringt. Du bist nicht getrennt von der Welt, also versuch auch nicht, es zu sein. Hol dir dort Unterstützung, wo du sie brauchst.

Hol dir zugleich alles, wirklich alles, was dir dieses Buch bietet. Es ist voll mit lebendigem Wissen, das nicht nur gelesen und vom Kopf her verstanden werden will, sondern es will gelebt und erfahren werden, erprobt und angewandt.

Mein Raus-aus-der-Angst-Tipp

Egal, was du hier oder in anderen Büchern liest oder dir in Videos anhörst und anschaust – es bringt dir nichts, wenn du es nicht praktisch in deinem Leben umsetzt. Belass es bitte nicht bei der Theorie, sondern praktiziere, führ die Übungen aus, stell dir die angebotenen Fragen nicht nur auf einer theoretischen, abstrakten Ebene, sondern mach es konkret. Was bedeutet es für dein Leben? Wie erlebst du das Beschriebene? Was macht es mit dir, was ich hier schreibe? Was möchtest du umsetzen? Folg dabei deiner Intuition und komm ins Tun.

Solange Wissen auf einer abstrakten und rein intellektuellen Ebene bleibt, kann es niemandem dienen. Wenn sich das Wissen aber in deinem Geist, in deinem ganzen Körper und vor allem in deinem Herzen ausbreitet, erfährst und erlebst du die Weisheit, die du bereits in dir trägst.

Das Ziel meiner Arbeit ist es, Menschen wie dich auf ihrem Weg zu einem freien, freudvollen und wesentlichen Leben zu unterstützen. Das kann ich nur mit dir. Ich kann den Weg nicht für dich gehen, ich kann dir deine Ängste, Sorgen und Nöte nicht nehmen. Ich kann nur der Wegbegleiter im Dschungel deiner Innenwelt zurück nach Hause sein, da ich mich in genau diesen inneren Gefilden des Menschseins mittlerweile sehr gut auskenne.

Angst ist ein sehr großes Themengebiet, das die Menschen schon seit Jahrhunderten beschäftigt. Und natürlich gibt es heute unzählige Theorien, Erklärungen und therapeutische sowie spirituelle Ansätze dazu. Auch hier können wir Menschen als Mannschaft agieren und uns gegenseitig inspirieren, helfen und weiterbringen. Ich freue mich, dir mit diesem Buch meinen ganz persönlichen Umgang mit der Angst weitergeben zu dürfen.

Dein exklusives Bonusmaterial zum Buch

Unter www.peter-beer.de/achtsamkeit findest du jede Menge Bonusmaterialien zu diesem Buch. Dazu gehören geführte Meditationen, die dir beispielsweise helfen, Emotionen leichter fließen zu lassen, aus Grübelschleifen herauszukommen, oder dir als SOS-Hilfe bei akuter Angst dienen können. Du findest hier auch ein Video, das dir zeigt, wie du die Niederwerfungen, zu denen wir später noch kommen, richtig ausführst. Schau also unbedingt vorbei!

Das Leid: Angst

Ich freue mich sehr, dass du hier liest. Es zeigt nämlich, dass du zu den Menschen gehörst, die etwas verändern wollen. Die in sich noch die tiefe Sehnsucht spüren, ein wirklich gutes Leben zu leben. Die den Glauben daran nicht verloren haben, dass es ein Ende des Leidens gibt und ein erfülltes Leben möglich ist. Ich weiß nicht, in welcher Form und in welcher Intensität die Angst in deinem Leben eine Rolle spielt. Doch ich weiß, dass es einen Weg da heraus gibt. Ganz gleich, ob dich immer wieder Panikattacken quälen, ob Sorgen dich nicht schlafen lassen oder ob du einfach so ein Gefühl hast, dass dich eine ganz leise, subtile Angst von dem abhält, was du eigentlich willst.

Lass uns in diesem Kapitel zunächst einmal schauen, was Angst eigentlich ist, auf welche Weisen sie sich zeigen kann und warum sie so zentral im Leben von uns Menschen ist.

Die vielen Gesichter der Angst

Angst ist zunächst einmal ein höchst unangenehmes Gefühl. Es taucht auf, wenn wir etwas befürchten, was uns in irgendeiner Weise einschränken, verletzen oder anderweitig gefährden könnte. Dafür kann es einen ganz konkreten Anlass geben, oder aber wir empfinden ohne eine konkrete Bedrohung zeitweise oder grundsätzlich Angst. Welche Rolle sie im Leben spielt, ist sehr individuell, und dass jemand von sich sagt, er habe keine Angst, heißt oftmals nur, dass sie ihm nicht bewusst ist.

Angst ist nämlich nicht nur das unschöne Gefühl in unserem Körper, das uns in manchen Situationen lähmt, oder die quälenden Sorgen, die wir uns in bestimmten Bereichen unseres Lebens machen. Angst ist der unter fast allen unserer Handlungen liegende Motivator. Sie bestimmt tatsächlich den größten Teil des Alltags und der Lebensführung von uns Menschen, auch wenn das die allerwenigsten von uns so sehen würden. Doch wie viele gehen nicht zur Arbeit, weil ihnen bei dieser Tätigkeit das Herz aufgeht oder sie ihren Lebenssinn darin sehen, sondern weil sie Angst haben, sonst ihren Lebensunterhalt nicht bestreiten, ihre Rechnung nicht bezahlen und ihre Familie nicht ernähren zu können? Wie viele von uns bleiben in einer Partnerschaft, nicht weil sie jeden Morgen der Liebe ihres Lebens in die Augen schauen, sondern weil sie sich davor fürchten, allein zu sein oder niemanden zu haben, der in schwierigen Zeiten da ist und sich kümmert? Wie viele von uns treiben Sport nicht aus Leidenschaft, sondern weil sie Angst haben, sonst dick oder krank zu werden? Wie viele sind freundlich zu ihren Vorgesetzten oder Nachbarn, während sie in Wirklichkeit eine enorme Wut auf diese Menschen verspüren und Angst vor den Konsequenzen haben, die eintreten würden, wenn sie ehrlich wären? Wie viele von uns bestreiten ein Leben, das »ganz okay« ist, während sie ihre wahren Sehnsüchte versteckt halten – aus Angst davor, mit ihrer Erfüllung zu scheitern oder damit zu sehr aus dem allgemeinen Trott auszuscheren? Die meisten Menschen organisieren ihr ganzes Leben anhand ihrer meist unbewussten Ängste.

Wie ist das bei dir?

Wir stehen hier noch ganz am Anfang, doch ich möchte dich einladen, gleich mal bei dir genauer hinzuschauen: Was tust du nicht, obwohl du es möchtest, aber eine Angst hindert dich daran? Was tust du, vielleicht sogar täglich, obwohl du es nicht möchtest, aber eine Angst treibt dich dazu?

Vielleicht sind dir solche Dinge vollkommen klar, weil sich die Angst bei dir im Leben deutlich zeigt. Vielleicht ist sie aber auch so subtil, dass du bisher gar nicht darauf gekommen bist, dass es eine Angst ist, die dich leitet. Viele Ängste steuern uns aus dem Unterbewusstsein heraus, während wir noch glauben, dass so etwas wie Angst in unserem Leben keine nennenswerte Rolle spielt. So wie ich es bei mir erlebt habe: Jahrelang suchten mich Panikattacken heim, die sich so deutlich auf der körperlichen Ebene zeigten, dass ich lange Zeit nicht darauf kam, dass mein Leid etwas mit Angst zu tun haben könnte.

Bestimmte äußere Faktoren können dafür sorgen, dass uns latent schwelende Ängste mehr oder weniger bewusst werden: Sorgen um die Gesundheit, finanzielle Nöte, Probleme in der Familie, psychische Dysbalancen, Konflikte in der Partnerschaft, im Beruf und so weiter. Die entsprechenden Ängste können sich leicht oder extrem stark zeigen und sich zu echten Angststörungen auswachsen. Laut der Stiftung Gesundheitswissen sind in

Deutschland 9 Prozent der Männer und 21 Prozent der Frauen von einer Angststörung betroffen, die damit bei Frauen die häufigste psychiatrische Störung ist (noch vor der Depression), bei Männern die zweithäufigste (nach dem Alkoholmissbrauch).[1] Anhand dieser Zahlen lässt sich erahnen, wie weit verbreitet Ängste in unserer Gesellschaft sind. Denn die meisten von uns werden damit nicht psychiatrisch auffällig, gelangen in keine Statistik und suchen auch keine professionelle Hilfe im Umgang mit ihren Ängsten. Sie leiden still für sich.

Mein Raus-aus-der-Angst-Tipp

Sind wir in einer Angst gefangen, fühlen wir uns sehr allein. Es ist uns meist peinlich, wir schämen uns und reden deswegen mit niemandem über das, was uns quält. Oder wir sprechen überhaupt schon lange mit niemandem mehr. Mach dir daher einmal bewusst – am besten jetzt gleich, nachdem du diesen Tipp gelesen hast –, wie weit verbreitet Angst ist. Sie betrifft jede und jeden von uns, sie ist ein allgemein menschliches Phänomen. Und sie ist auch kein Versagen, sondern eine Emotion, die sich aus den unterschiedlichsten Gründen zeigen kann. Nicht mehr, nicht weniger.

Angst hat unendlich viele Gesichter und ist überall anzutreffen. Das Spektrum beginnt bei kleinen Ängsten wie beispielsweise vor dem Zuspätkommen oder davor, etwas zu verpassen, und reicht bis zur Panik, die uns scheinbar ohne Grund den Schlaf raubt. Angst kann uns ab und zu ein bisschen die Stimmung trüben, wenn wir beispielsweise einen Vortrag halten sollen, vor dem wir uns fürchten, oder uns so sehr einschränken, dass wir die Wohnung nicht mehr verlassen und selbst dort noch Angst haben.

Da es mir so wichtig ist, dir diese unfassbar vielen Facetten der Angst deutlich zu machen, möchte ich dir erst einmal ganz ungeordnet und spontan Ängste aufzählen, die für uns Menschen typisch sind. Erkennst du einige deiner Ängste in dieser Liste wieder?

- Angst, nicht geliebt zu werden
- Angst, nicht gut genug zu sein
- Angst, den Job zu verlieren
- Angst, zu versagen
- Angst, »es« nicht hinzubekommen
- Angst, eine bestimmte Sache nicht zu schaffen
- Angst, dass den Liebsten etwas passiert
- Verlustangst
- Angst vor dem Alleinsein
- Angst, betrogen oder verlassen zu werden
- Angst, niemanden »abzubekommen«
- Angst, alt zu werden
- Angst, krank zu werden
- Angst, sich nicht mehr versorgen zu können
- Angst, nicht genug zu essen zu bekommen
- Angst vor Armut
- Angst, »unter der Brücke zu landen«
- Angst, sich zu blamieren
- Angst, dumm dazustehen
- Angst vor der Meinung anderer
- Angst vor Kritik
- Angst vor falschen Entscheidungen
- Angst, jemanden zu enttäuschen
- Angst, jemanden zu verletzen
- Angst, verletzt zu werden
- Angst, überfallen zu werden
- Angst, den Glauben zu verlieren
- Angst, dass mit dem Herzen etwas nicht stimmt

- Angst vor dem Ersticken
- Angst vor Schmutz und Bakterien
- Angst vor dem Erbrechen
- Angst vor Umweltgiften
- Angst vor der Hölle
- Angst vor Schmerzen
- Angst vor Hilflosigkeit
- Angst vor bestimmten Tieren
- Angst vor Höhe
- Angst, zu erröten
- Angst vor der Dunkelheit
- Angst vorm Sonnenlicht
- Angst vor Blut
- Angst davor, zum Arzt zu gehen
- Angst vor Männern
- Angst vor Frauen
- Angst vor Nacktheit
- Angst vor Sex
- Angst, dass das Toilettenpapier ausgeht
- Angst, dick zu werden
- Angst vor Kontrollverlust
- Angst, als Lügner dazustehen
- Angst anzuecken
- Angst, Ärger zu bekommen
- Angst, ausgelacht zu werden
- Angst, von anderen abgelehnt zu werden
- Angst, durchzudrehen, verrückt zu werden
- Angst, vielleicht nie wirklich glücklich zu werden
- Angst, die eigene Lebensaufgabe nicht zu finden
- Angst vor anderen ethnischen Gruppen
- Angst vor anderen Kulturen
- Angst vor Konkurrenz

- Angst, Verantwortung übernehmen zu müssen
- Angst vor Strafe
- Angst vor Vater Staat
- Angst vor dem Klimawandel
- Angst vor dem Weltuntergang
- Angst vor Veränderung
- Angst, falsch zu leben und das Wesentliche zu versäumen
- Angst, etwas zu bereuen
- Angst vor der Angst
- Angst, dass jemand merkt, dass da Angst ist
- Angst vor dem Tod

Diese Liste könnte ich noch unendlich verlängern. Doch ich denke, sie zeigt bereits, wie vielfältig Ängste sein können und dass sie offenbar zum Leben dazugehören. Oft nehmen wir sie allerdings nicht direkt wahr, wir erleben stattdessen andere Emotionen, die für unsere Psyche leichter zu ertragen sind. Wir sind dann vielleicht wütend oder zornig, wir spüren Neid oder Einsamkeit, Unlust, Verachtung für andere oder Gereiztheit, vielleicht auch Verzweiflung oder sogar Hass – und all das, um die darunter liegende Angst nicht spüren und nicht eingestehen zu müssen.

Oder wir erleben die Angst körperlich und wissen dabei, dass wir Angst haben, oder auch nicht. Wir erleben beispielsweise:

- Herzrasen
- Engegefühl in der Brust oder im Hals
- Schweißausbrüche
- Hitzegefühle
- Zittern in der Stimme, in den Beinen oder im ganzen Körper
- starke Unruhe

- wackelige Beine
- weiche Knie
- Schwindel
- Übelkeit
- Erstickungsgefühle
- Benommenheit
- Ohnmachtsgefühle
- Herzstolpern
- Kälteschauer
- Durchfall
- Brechreiz und das Gefühl, sich übergeben zu müssen
- Taubheit und Kribbeln
- motorische Beschwerden

Angst fühlt sich derart unangenehm an, dass wir sie auf keinen Fall haben wollen. Dazu kommt, dass sie einen schlechten Ruf hat und wir keinesfalls als schwächlich und ängstlich dastehen wollen. Also tun wir alles, um die Angst nicht fühlen zu müssen.

Wir bauen unser Leben so, dass sie möglichst nicht auftaucht – auch auf die Gefahr hin, dass es immer enger und kleiner wird. Bricht aber dann trotzdem etwas in unser vermeintlich sicheres Nest ein, was wir als bedrohlich erleben, treten die latent vorhandenen Ängste in unser Bewusstsein. Wir erleben sie dann als Sorgen, körperliche Erscheinungen wie Unruhe, Herzrasen oder Schwitzen, den berühmten Kloß im Hals oder sogar die Panikattacke, wenn unser Körper keinen Ausweg mehr sieht.

Da wir unsere Ängste nicht haben wollen und ihnen üblicherweise auch nicht bewusst begegnen, sind sie oft gut versteckt. Mit ein wenig Übung lassen sie sich aber in vielen unserer Verhaltensweisen entdecken.

Fast immer stecken Ängste dahinter, wenn wir:

- andere oder das Leben zu kontrollieren versuchen
- klammern oder uns zurückziehen
- versuchen, alles perfekt zu machen
- hysterisch oder cholerisch sind
- arrogant auftreten
- schwierige Gespräche vermeiden
- Zwangshandlungen ausführen
- bestimmte Orte vermeiden
- ständig zum Arzt gehen, ohne dass er etwas finden kann
- Medikamentenmissbrauch betreiben
- ständig unseren Blutdruck und Puls messen
- bestimmte Menschen oder Menschentypen meiden
- bestimmte Situationen meiden
- rauchen, Alkohol trinken oder andere Substanzen vermehrt zu uns nehmen
- Bewegung vermeiden
- exzessiv Sport treiben
- nicht unseren Zielen folgen
- uns im Vorankommen blockieren
- andere bekämpfen und attackieren
- unsere Grenzen nicht achten
- uns verausgaben
- in einem Job bleiben, der uns keine Freude bereitet
- nicht um das bitten, was wir wollen
- uns auf nichts Neues einlassen
- an Altem festhalten, ohne uns zu fragen, ob es uns guttut
- ruhelos sind und uns ständig beschäftigen
- ohne Punkt und Komma reden
- Stille vermeiden und stattdessen ständig vorm Fernseher, Laptop oder am Smartphone hängen

- leicht reizbar sind
- überzogen reagieren

Ich könnte auch diese Liste endlos weiterführen, weil fast unser ganzes Verhalten angstbasiert ist. Du kannst dich einmal auf die Suche machen: Wann immer du irgendeine Art von Unbehagen spürst, könnte dahinter eine Angst verborgen sein? Wenn du irgendetwas betrauerst, bereust oder »eigentlich« gern tun würdest – ist da eine Angst mit im Spiel?

Vermutlich würden Psychotherapeuten sagen, dass vieles auf dieser Liste durchaus funktionales Verhalten sei und die meisten Menschen das nicht als Belastung wahrnähmen. Und sicher ist es gut und zeitweise überlebenswichtig, dass wir bestimmte Kompensationsmechanismen entwickelt haben und sie unbewusst weiterhin nutzen. Dass wir eben beispielsweise nicht allein im Wald spazieren gehen, wenn das in uns eine unaushaltbare Angst auslöst. Dass wir keine Stille zulassen, weil wir mit den Gefühlen, die dann hochkommen könnten, nicht umzugehen wissen. Dass wir uns lieber an einem Tratsch beteiligen, als uns einzugestehen, dass wir mit unserem Leben nicht zufrieden sind, wenn wir dieses Eingeständnis momentan nicht verkraften würden.

Ich möchte an diesem Punkt aber nicht stehen bleiben. Mein Wunsch ist es nicht, dich einfach nur darin zu unterstützen, dass du dich von den oberflächlich »störenden« Ängsten befreien und wieder gut funktionieren kannst. Ich möchte dir helfen, tiefer zu blicken, um zu erkennen, was für ein wundervolles Leben noch auf dich wartet, wenn du das Spiel der Angst durchschaut hast.

Was aber passiert, wenn wir die Ängste einfach so laufen lassen und uns nicht darum kümmern? Bei vielen Menschen geschieht nichts Großartiges – und das im doppelten Sinne. Sie entwickeln keine Angststörung, werden psychologisch nicht auffällig und bekommen auch keine allzu großen Probleme. Allerdings wird ihr Leben auch nicht unbedingt großartig im positiven Sinne. Sie bleiben in einem üblichen, eher normalen und vielleicht ein bisschen langweiligen Rahmen und leben kaum das, wonach sich ihr Innerstes sehnt. Das nämlich erfordert fast immer, dass wir Herausforderungen annehmen, über unsere Schatten springen und eben auch einen konstruktiven Umgang mit unseren Ängsten lernen, die genau dann anspringen, wenn wir etwas wagen wollen, was auch eine Gefahr birgt. Es braucht Mut, etwas Eigenes zu probieren, einen Traum wahr zu machen, außerhalb der ausgetretenen Pfade unterwegs zu sein.

Es braucht Mut, ganz man selbst zu werden.

Viele andere Menschen werden, wenn sie sich nicht aktiv um ihre Ängste kümmern, ihren Radius im Leben immer mehr einschränken. Vielleicht fahren sie irgendwann nicht mehr an Orte, an denen sie noch nicht gewesen sind, gehen Begegnungen mit Menschen, die sie nicht kennen, aus dem Weg oder nutzen Chancen im Berufsleben nicht, weil sie das Vertraute vorziehen. Viele finden sich mit einem sehr engen und gedämpften Leben ab, weil sofort das unangenehme Gefühl der Angst auftaucht, sobald sie auch nur daran denken, dass sie ihr »Gehege« einmal verlassen könnten. Immer wieder ist da dieses schmerzhafte und teilweise furchtbare Gefühl der Angst, diese Lähmung bei gleichzeitiger Aufgewühltheit. Nicht selten gesteigert bis zu Panikattacken, bei denen der Körper so reagiert, als ginge es tatsächlich um Leben oder Tod. Eine beachtliche Anzahl an Menschen entwickelt, wie schon beschrieben, eine Angststörung und erfährt entsprechend viel Leid. Der gesamte Alltag wird dann so organisiert, dass möglichst nichts Ängstigendes auftauchen kann, und entsprechend eintönig wird das Leben.

Wenn wir die Angst gewähren lassen, wenn wir sie mit aller Kraft ignorieren oder unterdrücken, so gut das eben geht, wenn wir sie leidvoll ertragen, wird sie nicht schwächer. Meist ist das Gegenteil der Fall. Angst will – wie alle Regungen in unserem Inneren – bewusst wahrgenommen und verarbeitet werden. Sie hat uns etwas zu sagen. Und zum Glück bist du jetzt hier, um dir genau das anzuhören, um dich der Botschaft deiner Angst zuzuwenden. Der Weg aus der Angst heraus führt erst einmal in sie hinein, aber auf eine Weise, die zwar Mut erfordert, sich jedoch bald auf eine erstaunliche Weise erlösend anfühlen kann.

Warum gibt es überhaupt Angst?

Wäre es nicht ohne diese blöde Angst viel besser auf der Welt? Warum muss es so etwas Grässliches überhaupt geben? Kennst du solche Fragen? Die Antwort ist simpel: Ohne Angst wärst du nicht hier. Niemand von uns. Angst hat der Spezies Mensch das Überleben gesichert, auch wenn das aus heutiger Betrachtung erst einmal keinen Sinn ergibt, weil Angst uns ja blockiert, quält und uns schlimmstenfalls das Leben kaputt macht. Lass uns also kurz tiefer in der Menschheitsgeschichte schürfen, um das nachvollziehen zu können.

Es gibt viele Arten und Formen von Angst – dazu gehören auch Furcht, Phobien, unterschiedliche Angststörungen und so weiter –, aus meiner Sicht aber sind zwei Angstebenen erkennbar, die beide auch heute noch wichtig sind. Die erste weniger, die zweite mehr. Lass uns mit der ersten Ebene beginnen und dafür zusammen im Geist eine Zeitreise unternehmen. Lass uns dazu einen beliebigen Moment unserer frühen Menschheitsgeschichte wählen. Sagen wir, wir stellen die Uhr um einhunderttausend Jahre zurück. Wir gehen in eine Zeit, als noch Mammuts durch die Wälder streiften und der Vorfahre des modernen Menschen mit Speer und nur mit Fell bekleidet versuchte, in der rauen Umgebung zu überleben. Dabei benutzte der Homo sapiens bereits eine primitive Form von Sprache, lebte in sozialen Gemeinschaften und ernährte sich durch Jagen und Sammeln.

Lassen wir unserer Fantasie jetzt einfach mal freien Lauf und spinnen wir uns fast schon ein bisschen naiv zusammen, wie die Evolution – oder Gott – die Geschicke des frühen Menschen gestaltet haben könnte. Stell dir einfach einmal vor, du wärst Gott und würdest von oben auf diese erdgeschichtlich gesehen sehr junge Spezies herunterschauen. Du siehst sofort die Gefahren, denen dieser frühe Mensch ausgesetzt ist, die Herausforderungen, die widrigen Lebensbedingungen, all die gefährlichen Tiere. Und du entwickelst Mitgefühl und willst diesem armen Wesen helfen. Was du dabei nicht willst, ist, direkt in das Geschehen einzugreifen. Du willst nicht das Mammut oder ein anderes wildes Tier schwächen, damit sie für den Menschen völlig ungefährlich werden. Und genauso wenig willst du die körperlichen Kräfte des Menschen so verändern, dass er weitgehend unverletzlich wird.

Was bleibt? Du kannst das innere Erleben des Homo sapiens verändern. Du kannst dafür sorgen, dass in ihm Emotionen erzeugt werden, körperliche Empfindungen und sogar eine erste simple Form des inneren Dialogs – also Gedanken.

Stell dir vor, der Homo sapiens, der dir so sehr ans Herz gewachsen ist, klettert voller Übermut auf einen hohen Berg, um dort leckere Beeren zu finden – und läuft direkt auf einen tiefen Abgrund zu. Vielleicht bist du ein großzügiger Gott und willst deinem Schützling etwas Gutes tun, also beschenkst du ihn mit Freude. Zufrieden lächelt er, läuft glücklich auf den Abgrund zu … und stirbt. Nichts hat ihm ein Signal gegeben, dass da eine gefährliche Tiefe ist.

Der arme Homo sapiens, denkst du dir, so funktioniert es nicht. Du schaust dich nach weiteren Menschen um, und bevor du den nächsten genauer kennenlernen kannst, siehst du schon aus deiner erhöhten Perspektive, wie ein riesiges Mammut direkt auf ihn zustürmt. Wie schaffst du es, dass dieser Mensch überlebt?

Diesmal probierst du es mit einer Eingebung, die in der inneren Wahrnehmung des Homo sapiens erscheint. Du schickst ihm den Gedanken: »Lauf weg! Es besteht Gefahr.« Der Homo sapiens nimmt ihn wahr und fängt an, darüber nachzudenken: »Soll ich wirklich weglaufen? Macht das Sinn? Ach, eigentlich bin ich gerade müde, und mein Stamm wartet in der Höhle direkt um die Ecke auf mich …« Wenige Augenblicke später wird er vom wilden Mammut überrannt … und stirbt.

Es war sicherlich gar nicht so leicht, ein so zartes Pflänzchen wie den Menschen in einer Welt voller großer, starker und gut »bewaffneter« Tiere überleben zu lassen.

Du merkst wahrscheinlich schon, worauf es hinausläuft: Gott – oder die Evolution – musste den Menschen in ihrer Verletzlichkeit auf körperlicher und emotionaler Ebene etwas mitgeben, was sie frühzeitig warnen und geradezu zwingen würde, der Gefahr aus dem Weg zu gehen. Es musste etwas sein, das sich richtig scheußlich anfühlt – so wie eine Sirene ja auch nicht gerade einen harmonischen Wohlklang erzeugt. Die Angst musste aus evolutionärer Sicht so unangenehm sein, wie du sie heute noch erlebst, denn es war die einzige Möglichkeit, dass ohne Umschweife der gesamte Körper aktiviert und in Bewegung versetzt wird. Nur so war es möglich, zu kämpfen oder zu flüchten.

Dabei musste diese Emotion außerdem in der Lage sein, das rationale Denken zeitweise komplett auszuschalten. Nur so konnte sichergestellt werden, dass der Mensch auf dieses Gefühl unmittelbar reagiert. Dass er eben nicht erst nachdenkt, ob er jetzt fliehen oder lieber gemütlich seiner Müdigkeit nachgeben sollte. Auf diese Weise hat die Menschheit überlebt. Bis heute spüren wir diese Ängste, gegen die unser Verstand einfach nicht ankommt. Sie wirken unmittelbar auf uns ein, und unser Gehirn bewertet sie als wichtiger als unsere bewussten Gedanken.

Genau das aber ist nicht das Problem, sondern dass wir keinen Umgang mit unseren Ängsten gelernt haben. Wir lassen uns von ihnen beherrschen, und das eben nicht nur in akuten Gefahrensituationen, wo es gesund ist, der Angst mit ihrer Signalwirkung Priorität einzuräumen.

Die unangenehmen Empfindungen der Angst, die wir heute fühlen, sind genau die gleichen, die unseren Vorfahren das Überleben gesichert haben. Aber brauchen wir überhaupt noch Angst? In unserer modernen Gesellschaft schenken uns all die technischen Errungenschaften deutlich mehr Sicherheit, und wir leben in einer sehr viel freundlicheren Umgebung als unsere frühen Ahnen. Das wildeste Tier, das uns in unserer urbanen Welt begegnet, ist vielleicht mal ein schlecht erzogener Hund. Dennoch hat diese Art von Angst auch heute ihre Daseinsberechtigung. Denn es gibt auch für uns Gefahren. Das kann das Auto sein, das mit überhöhter Geschwindigkeit um die Ecke kommt. Es gibt immer noch Höhen, von denen wir herunterfallen können. Es gibt Mitmenschen, die anderen nichts Gutes wollen. Und in vielen Teilen der Welt gibt es Tiere, die uns durchaus gefährlich werden können.

Was passiert bei direkter Gefahr? Du denkst in solchen Momenten nicht. Du reagierst schnell, intuitiv und meist richtig. Du springst, weichst aus, läufst weg oder wirst aggressiv. All das, ohne nachzudenken, ohne zu grübeln. Die Gedanken kommen erst, wenn die Gefahr vorüber ist. Dann denkst du vielleicht »So ein Idiot! Wieso fährt der hier so schnell?« oder »Oh Gott, da bin ich aber gerade noch davongekommen«. Dein Körper weiß immer noch genau, was zu tun ist, wenn wirklich eine Gefahr besteht.

Mein Raus-aus-der-Angst-Tipp

Vielleicht magst du in diesem Moment mit mir gemeinsam etwas tun, was dir zunächst verrückt erscheinen könnte. Halte mal einen Moment inne, schließ deine Augen und schau mal, ob du dich bei der Angst bedanken kannst. Dafür, dass sie wesentlich mitverantwortlich ist für den Umstand, dass wir als Menschheit noch da sind und dass du heute hier bist. Schick ihr, wenn du das kannst, einfach mal von Herzen einen kleinen Dank.

Ist das möglich? Und spürst du, wie sich etwas in eurem Verhältnis entspannt? Wie du deine Beziehung zur Angst ein wenig lockern kannst, wie sie an Dramatik verliert?

Auf sehr vereinfachte Weise kann man unser menschliches Verhalten so erklären, dass es zwei verschiedene Pole gibt. In der Psychologie nennt man das bipolares Motivationssystem. Wir wollen entweder von einer Gefahr, von einem Schmerz oder etwas anderweitig Unangenehmem weg – oder wir wollen zu Freude und angenehmen Gefühlen hin. Genau das ist für unser Überleben sinnvoll, und der Weg-von-Pol funktioniert sehr gut mit Angst.

Wir haben also festgestellt, dass Angst eine ganz wesentliche Funktion für unser Leben und Überleben hat. Wie aber kommt es dann, dass so viele von uns heute Angsterkrankungen entwickeln, dass die Angst sie am Leben hindert und teilweise extrem einschränkt? Wie kommt es, dass wir unter etwas leiden, was doch angeblich so wertvoll ist und heute sowieso nicht mehr so oft gebraucht wird?

Mit diesen Fragen kommen wir zur zweiten Form von Angst, nämlich der psychologischen Angst, wie sie oft genannt wird. Bestimmt 99 Prozent der Ängste, die wir in unserem heutigen Leben erfahren, gehören zu dieser Art. Sie basieren nicht auf einer direkten äußeren Gefahr, sondern entstehen aus unseren Gedanken heraus in unserem Kopf. Wir grübeln über eine schreckliche Zukunft nach, die so nie eintreten wird, und machen uns Sorgen über Dinge, die wir nicht beeinflussen können. Unser Verstand läuft Amok und zieht unsere Emotionen und den Körper mit hinein.

Die psychologische Angst: Weit und breit keine Gefahr – oder doch?

Diese zweite Form der Angst ist subtiler, denn sie entzieht sich sehr häufig unserem bewussten Erleben. Und selbst wenn wir sie wirklich als Angst spüren und sogar rational durchschauen, heißt das meist noch lange nicht, dass wir uns gleich von ihr befreien können. Sie entsteht, kurz gesagt, obwohl keine direkte und unmittelbare Gefahr gegeben ist. Kein Mammut, kein nächtlicher Raser und auch nicht der berühmt-berüchtigte Säbelzahntiger.

Vielleicht liegen wir gemütlich im warmen Bett, alles ist still, weit und breit nichts, was uns beunruhigen müsste. Doch wir sind voller Angst. Wir denken an die morgige Besprechung mit einer Vorgesetzten – und haben Angst, dass wir heftig kritisiert werden. Wir gehen das Gespräch mit einer Freundin wieder und wieder durch – und haben Angst, dass wir diese Freundin verlieren, denn irgendwie knirscht es schon seit einiger Zeit. Oder wir haben die Bilder aus den Abendnachrichten im Kopf und wälzen nun alle möglichen Zukunftsszenarien – wir haben Angst vor … ja eigentlich vor allem, was da kommen könnte.

Oder wir sitzen im Auto, am Schreibtisch, beim Essen, und alles um uns herum ist in Ordnung. Trotzdem sind wir voller Angst. Und genau diese Angst ist es, die uns so schwer zu schaffen macht. Es ist die Angst, die so rasant zugenommen hat und die uns einfach nur quälen und am Ende sogar krank machen kann, wenn wir nicht gegensteuern.

Du hast es an meinem Beispiel gesehen. Ich hatte genau diese Ängste. Und sie wurden immer stärker. Dabei war die Gefahr nicht greifbar. Es war nicht so, dass ich hätte gegen einen bestimmten Feind kämpfen oder vor ihm fliehen können. Denn das ist es, was passiert, wenn wir diese Form der psychologischen Angst haben: Wir können nicht das machen, wofür unser gesamtes System über Hunderttausende von Jahren hinweg ausgerichtet wurde. Wenn eine Gefahr wahrgenommen oder nur erahnt wird, fährt unser gesamter Körper die Systeme hoch, die wir zum Kämpfen oder zum Fliehen brauchen. Die Muskelaktivität wird verstärkt, die Blutzirkulation wird intensiviert, der Herzschlag wird erhöht. All diese Dinge sind wichtig, damit wir körperlich einsatzbereit sind, um uns der Gefahr zu stellen. Dann können wir vor einem gefährlichen Tier oder einem menschlichen Angreifer fliehen. Oder wir können kämpfen, wenn wir die Lage so einschätzen, dass das Erfolgsaussichten hat. Wenn es uns bei einem Gewitter das Häuschen wegzureißen droht, haben wir dank der Angst genügend Power in uns, um aktiv zu werden und das Haus irgendwie zu sichern.

Der Körper ist bei Angst in einer enormen Alarmbereitschaft. Und genau das ist hilfreich. Sobald die Gefahr vorüber ist – das angreifende Tier ist weitergezogen, wir haben uns in Sicherheit gebracht, das Gewitter ist zu Ende, und wir merken, dass unser Haus noch steht und das Dach dicht ist –, fährt der Körper diese ganzen Merkmale des Ausnahmezustands wieder herunter. Wir beruhigen uns. Das Herz schlägt wieder langsamer. Wir können wieder durchatmen. Wir können zu uns kommen und diese ganzen Reaktionen abschütteln.

Sobald die Gefahr vorüber ist, entspannt sich das System. Aber wann ist heutzutage schon das Gefühl da: Alles *safe*?

Jetzt übertrag das Reagieren von Gehirn und Körper mal auf die Ängste dieser zweiten Ebene. Wir liegen im Bett, alles ist von außen betrachtet in bester Ordnung, aber in uns tobt die Angst vor irgendetwas, was in der Zukunft geschehen könnte. Sicher wissen wir es nicht. Es steht uns keine unmittelbare Gefahr bevor. Es sind nur Befürchtungen über Dinge, die eintreffen könnten.

Unser Körper allerdings fährt in dieser Situation genauso alle Systeme hoch, die für Kampf oder Flucht relevant sind. Genau deswegen fühlen wir uns so furchtbar. Aufgewühlt, aufgepeitscht. Völlig in Unruhe. Der Körper will kämpfen oder fliehen. Das aber geht natürlich nicht, denn wir liegen ja im Bett, und da ist kein Feind, da ist kein Raubtier, da ist nicht mal die Vorgesetzte, der wir die Meinung geigen könnten. Wir sind allein in unserem Schlafzimmer. Und können nicht handeln, weil sich die Angst auf etwas bezieht, was nicht im Raum ist. Und was vielleicht niemals in den Raum kommt. Was nur durch unsere Gedanken und alle möglichen Vorgeschichten und Prägungen ausgelöst wurde.

Jetzt spinn das mal weiter und frage dich, wann dieser Zustand enden soll. Bei dem Meeting mit der Vorgesetzten können wir am nächsten Tag Glück haben. Alles geht gut, und dann wird sich die Angst natürlich auch legen. Allerdings nur bis zum nächsten Mal, wenn wir wieder in eine ähnliche Situation kommen. Sind die Ängste aber so wie bei denen, die die Nachrichten in uns auslösen können, auf irgendeine unbestimmte, ferne Zukunft ausgerichtet, dann kann sich unser System überhaupt nicht beruhigen. Dann wird es zwar Momente geben, in denen wir nicht weiter daran denken. Aber sobald wir erneut irgendeine Information zu diesem Thema erhalten, sind wir wieder drin. Sofort kann uns die Angst wieder greifen. Und wieder können wir nichts machen. Weder fliehen noch kämpfen noch die Gefahr irgendwie ausschalten.

Noch komplexer wird das Ganze, wenn wir miteinbeziehen, dass wir oft nicht mal merken, dass wir Angst haben. So war es ja bei mir über viele Jahre hinweg der Fall. Mein Körper hat immer wieder die heftigsten Angstreaktionen gezeigt – Herzrasen, Magen-Darm-Probleme, Schwindel, Schweißausbrüche. Sie steigerten sich regelmäßig bis zur Panikattacke, in der ich wirklich dachte, dass ich gleich sterben muss. Aber ich wäre einfach nie darauf gekommen, dass es Angst ist. Und das geht ganz vielen so. Angst hat einen schlechten Ruf: Wir wollen einfach keine Angst haben, keine Schwäche zeigen, sondern alles im Griff haben. Deswegen kann es sein, dass wir, wie ich damals, beinahe dauerhaft in heftigster Angst sind, sie also unser Grundgefühl im Leben ausmacht, und wir es dennoch nicht merken, weil es schlicht und ergreifend zu unserer Normalität geworden ist.

Die Kluft zwischen Vorstellung und Realität

Wie entsteht diese Angst? Sobald die erlebte äußere Realität nicht mit unserer Vorstellung von ihr übereinstimmt, erzeugt das in unserem Gehirn Stress. Es schüttet Stresshormone aus, die den Körper dazu aktivieren sollen, die Realität im Außen so zu verändern, dass sie wieder zu unserer Vorstellung passt.

Nehmen wir zum Beispiel einen Mann, dessen Partnerin wütend ankündigt, ihn zu verlassen, wenn es so weitergeht. In ihm wird sofort eine Angst wach, denn seine Vorstellung vom Leben ist es, in dieser Partnerschaft zu sein. Er erlebt die angekündigte Trennung als bedrohlich, und sein Gehirn löst einen Stressalarm aus. Natürlich wird er nicht die gleiche Angst spüren, die er hätte, wenn plötzlich ein Auto auf ihn zurast oder das Mammut ganz in seiner Nähe umherläuft. Es könnte gut sein, dass er gar keine Angst spürt, sondern eher Wut, Traurigkeit oder Verzweiflung. Aber die Angst wird da sein, wenn er das Alleinsein fürchtet oder wenn er sich sehr über diese Beziehung oder darüber, eine Partnerin zu haben, definiert. Vorstellung und (angedrohte) Realität klaffen auseinander.

Sobald die Freundin ihre Ankündigung gemacht hat, hat sich für den Mann alles verändert. Gleichzeitig hat sich überhaupt nichts verändert: Die Frau ist noch da, er sitzt immer noch am Tisch, fährt zur Arbeit und schläft nachts. In seinem Kopf aber ist ein enormer Aufruhr. Denn die Freundin hat ein Vorhaben geäußert, das der Mann nicht möchte.

Genau das ist das Entscheidende bei dieser Angst: Die Realität stimmt nicht mit dem überein, was wir gern hätten. Es gibt eine Diskrepanz zwischen unserer Vorstellung und dem, was wirklich ist oder was wir uns in Gedanken ausmalen, dass es Realität werden könnte. Unsere Wünsche und Vorstellungen gehören zu unserem Frontalhirn. Das ist der Bereich hinter der Stirn, der sich in der Evolution als Letztes entwickelt hat. Dort sitzt auch unser rationales Denken und Wollen, dieser Hirnbereich ist also relativ jung. Eine Ebene darunter – und damit schon deutlich älter – ist das limbische System mit der Amygdala, wo die Emotionen und somit auch die Angst verarbeitet werden. Diese Bereiche werden vom Gehirn bevorzugt. Denn wenn es um unser Überleben geht, »hört« unser Gehirn nicht so sehr auf das, was im Frontallappen bewusst gedacht wird, sondern lieber auf das, was die älteren Gehirnteile meinen, die schließlich schon viel erprobter darin sind, uns überleben zu lassen. Außerdem können diese Teile deutlich schneller reagieren. Erinnerst du dich, als wir versucht haben, uns in Gott hineinzuversetzen? Wenn er den frühen Menschen erst hätte darüber nachdenken lassen, ob er jetzt vielleicht besser fliehen sollte, wäre es oft schon zu spät gewesen.

Auch wenn sich der Mann in unserem Beispiel noch so oft sagen mag, dass die Trennung zwar schmerzhaft ist, aber keine Gefahr darstellt, die Angst wird da sein. Sein Gehirn hat bestimmte Vorstellungen des Mannes darüber abgespeichert, dass das Leben allein fürchterlich ist oder dass er in den Augen der Welt nach der Trennung als Loser dasteht. Besteht nun die Gefahr, dass er verlassen wird, wird Angst aufkommen – um ihn vor dem zu warnen, was er dann erleben müsste. Das limbische System, das viel einfacher gestrickt ist als unsere komplexe Gedankenwelt im Frontalhirn, wird mit Angst reagieren, vielleicht garniert mit Wut oder Ohnmacht, und das Gehirn wird bevorzugt diese Botschaft in sein Bewusstsein schicken. Das ist gut gemeint, denn so erhält er ausreichend Energie, um dafür zu sorgen, dass die Beziehung vielleicht doch noch erhalten bleibt.

Der Mann wird vielleicht mit seiner Freundin sprechen. Vielleicht wird er sie zu manipulieren versuchen. Vielleicht wird er sich an sie klammern. Oder er wird schimpfen und drohen. Oder er wird in die Paartherapie einwilligen, die sie vor einiger

Zeit mal vorgeschlagen hatte. Es gibt die unterschiedlichsten Möglichkeiten, die er jetzt ergreifen kann. Mehr oder weniger sinnvoll. Und je nachdem, wie erfolgreich er damit ist, kann die Angst kleiner werden oder ganz verschwinden. Oder sie bleibt bestehen, weil die Freundin bei ihrer Ankündigung bleibt.

Das gleiche Prinzip ist aktiv, wenn die innere Realität nicht mit unserer Vorstellung von ihr übereinstimmt. Wenn etwas in unserem Körper ziept, sticht oder wehtut, entspricht das nicht dem, was wir in ihm erleben wollen. Also entsteht Angst, und es wird Energie bereitgestellt, damit wir etwas ändern und unseren Körper in den Zustand zurückbringen, den wir uns vorstellen. Stehen wir mit dem Fuß auf einem spitzen Stein, ist das einfach zu lösen: Wir nehmen ihn vom Stein herunter. Der Schmerz ist vorbei, es braucht nicht einmal Angst entstehen. Liegen wir aber im Bett und unser Herz sticht, kann leicht Angst aufkommen. Doch all die Energie, die dadurch bereitgestellt wird, lässt sich nicht sinnvoll nutzen. Vor allem nicht, wenn wir vor Kurzem schon beim Arzt waren und eigentlich wissen, dass kein organisches Problem vorliegt – dann lohnt es kaum, den Notarzt zu rufen. Die Angst macht uns noch zusätzlich Stress, und so kann sich das Symptom weiter verstärken. Ähnlich bei einer depressiven Verstimmung oder Traurigkeit. Sie stimmt nicht mit dem überein, wie wir uns fühlen wollen – und wir wissen nicht, was wir dagegen tun können.

Die eigenen Vorstellungen erweitern

Je stärker die Diskrepanz zwischen dem, was wir wollen und was wir damit als sicher und gut für unser Leben bewerten, und dem ist, was wir in der Realität vorfinden, umso mehr Angst kann in uns ausgelöst werden. Sie kann sich bis zur Panikattacke steigern (was das genau bedeutet, dazu komme ich später noch). Hier müssen wir aber differenzieren. Sicher erzähle ich dir nichts Neues, wenn ich sage, dass die Realität ja selten genau so ist, wie du sie dir wünschst. Immer wird irgendetwas nicht so sein, wie du es gern hättest. Das heißt nicht, dass du dann jedes Mal Angst bekommst. Dein Gehirn weiß im Alltag fast immer, wie es die Situation bewältigen kann, und setzt die dafür nötige Energie frei. Und auch wenn uns etwas erst einmal Angst macht, können wir sehr oft handeln und etwas verändern – was für unser System so ähnlich ist, als würden wir kämpfen oder fliehen. Die Energie, die uns die Angst zur Verfügung stellt, wird dafür genutzt, die äußere Welt so zu verändern, dass sie wieder (so gut es geht) unseren Vorstellungen entspricht.

Die Diskrepanz zwischen Vorstellung und Realität wird kleiner, und damit verschwindet auch die Angst. Wir können das Gespräch suchen, wenn es Streit gab. Wir können etwas reparieren, was kaputtgegangen ist. Wir können unser Auto in die Werkstatt bringen, wenn es uns mit einem Störgeräusch auf der Autobahn einen Schrecken eingejagt hat. Wir können Urlaub einreichen, wenn wir Angst haben, dass wir allmählich ausbrennen. Wir können ein Selbsthilfeseminar buchen. Wir können mit Meditation beginnen. Wir haben unzählige Möglichkeiten, uns das Leben so zu gestalten, dass es unseren Wünschen wieder näherkommt.

Wenn das, was du erlebst, nicht zu dem passt, was du erleben willst und was zu deinen Vorstellungen von einem guten Leben gehört, dann entsteht Stress. Und der kann in Angst münden.

Wenn es uns in einem Bereich nicht gelingt, die äußere Realität an unsere Wünsche anzupassen, bleiben wir in der Angst. Wenn die Partnerin einfach gehen will und es auch allmählich tut, dann kann es diesem Mann aus meinem Beispiel passieren, dass er die Angst auch über eine längere Zeit nicht loswird. Genau an der Stelle kommt das Entscheidende, was ich dir mit diesem Buch mitgeben möchte: Wir haben immer zwei Wege, zwischen denen wir wählen können. Wir können etwas im Außen verändern, damit die Welt wieder zu unseren Wünschen und Vorstellungen passt. Und das möchte ich überhaupt nicht abwerten. Es ist wichtig fürs Leben. Wenn du in einer Wohnung lebst, die dir nicht gefällt, wirst du sie umräumen oder renovieren, oder du wirst umziehen. Ganz klar. Wenn du in deinem Beruf keine Freude mehr empfindest oder sogar in einer Stressspirale zu versinken drohst, wirst du dich um eine neue Arbeitsstelle oder einen ganz anderen beruflichen Bereich kümmern. Ganz klar. Wenn deine Beziehung zu zerbrechen droht, du aber Wege siehst, sie neu zu beleben und heilsam zu verändern, dann tu das.

Spätestens aber, wenn eine solche Veränderung im Außen nicht möglich ist oder uns all unsere Lebenszeit und -kraft kosten würde, sodass wir im Versuch, das Äußere zu verändern, ausbrennen, ist es sinnvoll, nach innen zu gehen. Dann wird es Zeit, im eigenen Inneren etwas zu verändern, damit das Leiden aufhört und wir nicht ständig mit der Angst leben müssen. Die Umstände bleiben dann erst einmal, wie sie sind, doch wir schauen anders darauf. Die äußere Situation mag so sein, dass sie weiterhin Angst in uns hervorruft, doch wir gehen anders damit um, sodass sich die Angst auflösen kann. Und wenn du regelmäßig nach innen schaust, auch ohne eine akute Krise oder Angst, wird sich dein Grundlebensgefühl deutlich verbessern.

Lass uns ehrlich sein, es gibt viele Dinge, die wir überhaupt nicht verändern können. Buddha selbst hat uns dazu eingeladen, regelmäßig über Vergänglichkeit, Krankheit, Altern und den Tod zu kontemplieren. Sie können wir nicht umgehen und nicht verhindern. Aber wir können lernen, sie anzunehmen. In der Annahme dessen, was ist, kehren wir das Prinzip nämlich um. Was wir akzeptiert haben, das erweitert unsere Vorstellung davon, was sein darf. Haben wir angenommen, dass eine Beziehung enden kann, dass wir auch mal verlassen werden können, dann macht uns dieser Bereich nicht mehr so viel Angst. Kündigt unsere Freundin oder unser Partner dann an, uns verlassen zu wollen, versinken wir nicht hilflos in unseren Emotionen. Wir spüren vielleicht Traurigkeit, vielleicht Wut, vielleicht Widerstand – und wir können aktiv entscheiden, wie wir in dieser Situation handeln wollen, um die Beziehung zu retten oder eventuell auch gehen zu lassen. Wir sind achtsam mit dem, was die Realität uns anbietet, und unsere Vorstellungswelt lässt mit der Zeit immer mehr zu, sodass weniger Angst entstehen muss.

Die Reibung zwischen Wunsch und Realität wird immer geringer.

Das ist der Schlüssel, zu dem ich in den weiteren Kapiteln noch ausführlich kommen werde. Denn genau das ist es, was ich dir hier anbiete: seit Jahrtausenden erprobte Werkzeuge, die dich dazu befähigen, mit beinahe allem gelassen umzugehen, was dir das Leben bietet. Ist das nicht eine enorme Freiheit? Du bist nicht mehr davon abhängig, dass genau die Dinge passieren, die du willst. Du bist nicht mehr darauf angewiesen, dass sich die Menschen in deinem Umfeld so verhalten, dass es in deine Vorstellungswelt passt. Das führt natürlich auch dazu, dass die Angst in deinem Lebensspiel eine völlig neue Rolle bekommt, nicht mehr die eines üblen oder sogar richtig gefährlichen Quälgeistes, sondern eher die einer Ratgeberin, die dich, wann immer sie in deinem Bewusstsein auftaucht, darauf hinweist, dass irgendetwas nicht stimmt.

Vielleicht kannst du an dieser Stelle des Buches schon ein bisschen sehen, dass die Angst keine Feindin ist. Letztlich ist sie ein Zeichen dafür, dass sich dein Gehirn wirklich alle Mühe gibt, dein Überleben bestmöglich zu sichern. Dafür verarbeitet es extrem starke Gefühle und emotionalen oder sozialen Schmerz in denselben Gehirnarealen, in denen es auch physischen Schmerz verarbeitet. Es nimmt dein Leid also wirklich sehr ernst. Und was ich dir in diesem Buch zeigen möchte, sind Möglichkeiten, es dabei zu unterstützen, sodass die Schmerzzentren in deinem Gehirn nicht mehr so oft anspringen müssen.

Die Angst beginnt im Kopf, in unseren Geschichten über das Leben

»Es geht um Millionen! Um unzählige Millionen!« Das war die Geschichte, die ich mir immer wieder erzählte, als ich in der Automobilbranche zu überleben versuchte. Ich war in einer besonders stressigen Position im Unternehmen, nämlich für den letzten technischen Schritt zuständig, bevor das Fahrzeug in Serienproduktion gehen sollte. Das heißt, all die Verzögerungen, die sich bei der Entwicklung der Bauteile über die Jahre summiert hatten, raubten mir am Ende die Zeit, die ich gebraucht hätte, um meine Arbeit gut zu machen. Darum stand ich unter ständigem Zeitdruck, und mir saß die Angst im Nacken, dass der medial groß angekündigte Auslieferungstermin des jeweiligen

Fahrzeugtyps gefährdet werden könnte. In jedem Krisenmeeting das gleiche Lied: Wir müssen es schaffen, es geht um Millionen!

Aus Angst vor dem scheinbar unglaublich großen Schaden, aus Angst, mein Team und meine Vorgesetzten zu enttäuschen, aus Angst, schlussendlich den Job zu verlieren, trieb ich mich an. Ich musste funktionieren! Ich hatte keine andere Wahl. Es ging um Millionen!

Was wäre eigentlich gewesen, wenn ich diese Geschichte nicht im Kopf gehabt hätte? Das frage ich mich heute manchmal – und dann merke ich, wie sich in diesem Peter, der ich einmal war, etwas auf eine erstaunliche Weise entspannt. Dass ich mich derartig antreiben und so sehr, fast schon unmenschlich immer wieder zwingen konnte, das Gaspedal meiner Leistungsfähigkeit durchzudrücken, war nur möglich, weil ich mir diese Geschichte erzählte: Ich bin Peter, ein erfolgreicher Performer, der alles hinbekommen muss. Da, wo ich arbeite, geht es um so viel Geld. Ich darf keinesfalls versagen … Darum ging es bei mir, und das trieb mich in diese extreme Angst.

Die Felder deiner Angst

Worum geht es bei dir? In welchem Bereich erzählst du dir eine Geschichte, die dir den Schlaf raubt? Wo haben sich bei dir die stärksten Ängste festgesetzt?

- Ist es ein gesundheitliches Problem, das dich quält?
- Sind es finanzielle Sorgen?
- Sind es Sorgen um deine Familie, deinen Partner oder deine Liebsten?
- Sind es Sorgen, dass du deinen Arbeitsplatz verlieren könntest?

- Sind es Ängste, dass du dich blamieren könntest?
- Sind es Sorgen, dass dir etwas passieren könnte?
- Ist es die Politik, geht es um Krieg, Flüchtlinge, Finanzcrashs?
- Ist es ein Virus?
- Ist es die Angst, allein zu sein?
- Ist es die Angst vor dem Tod?

Ich lade dich ein, dir eine deiner typischen Ängste vorzunehmen und zu notieren, was du in diesem Bereich denkst. Was ist deine Geschichte? Welche Gedanken zu diesem Thema wirken in dir und sorgen letztlich dafür, dass diese Angst am Leben bleiben kann?

Du brauchst mit diesen Gedanken und deiner Geschichte nichts zu machen. Bring an dieser Stelle nur ein wenig mehr Bewusstheit hinein.

In meiner Arbeit begegne ich fast täglich Menschen, die mir ihre Geschichten und ihre Probleme erzählen. Da ist die Unternehmerin, die Angst hat, dass ihre Firma in Schieflage gerät. Da ist der Ingenieur, der mir erzählt, dass er Angst hat, krank zu sein, obwohl die Ärzte nichts gefunden haben. Da ist der Millionär, der mir erzählt, dass er nachts panisch aufwacht, weil er Angst hat, dass der Aktienmarkt kollabiert. Da ist die Mutter, die sich ständig Sorgen macht, dass ihrem Kind etwas zustoßen könnte. Da ist die Partnerin, die sich Sorgen macht, dass sie ihren Mann zu wenig liebt. Da ist der Mann, der Angst hat, dass er nie die richtige Frau findet und für immer allein bleibt …

Weißt du, diesen Absatz zu schreiben war ziemlich herausfordernd für mich. Denn immer, wenn ich eines der Beispiele aufschrieb, konnte ich in meinem Kopf schon direkt hören, was du oder andere Leserinnen oder Leser dabei denken: »Ja, ja, der Millionär, der sich Sorgen ums Geld macht, alles klar.« Oder: »Ach je, die übervorsichtige Mutter, das ist doch ein Klischee.« Oder beim Ingenieur: »Die Ärzte haben doch gesagt, er ist gesund. Soll er sich doch mal entspannen!« Und all diesen Einwänden folgt dann: »Aber *mein* Problem ist wirklich schlimm! Der Grund, warum ich mir Sorgen mache, ist real, keine Vorstellung in meinem Kopf! Meine Angst ist berechtigt! Wenn du wüsstest, was ich durchmache!«

Was du hier verstehen darfst, ist eine ganz grundlegende Beobachtung im Leben: Ganz egal, welche Lebenssituation in dir gerade Angst oder sogar Panik auslöst, es wird immer Menschen geben, die in genau dieser Situation kaum oder gar keine Ängste hätten. So wie du dir denkst »Ja, wenn ich ein paar Millionen auf dem Konto hätte, dann machten die Sorgen doch überhaupt keinen Sinn«, so denkt sich eine andere Person bei dir genau das Gleiche. Selbst wenn es darum geht, dass dir ein Arzt sagt, dass du nur noch einen Monat zu leben hast, würde das stimmen. Die meisten Menschen würden hierbei mit Ängsten zu kämpfen haben, doch ein Zen-Meister, der die Erleuchtung gefunden hat, würde sanft lächeln und den Tod friedvoll willkommen heißen.

Ich habe bewusst so ein extremes Beispiel gewählt, damit du verstehst, dass die Geschichte, die du dir erzählst, einfach *deine* Geschichte ist. Und je stärker du daran festhältst, dass diese Geschichte real und die Situation tatsächlich gefährlich ist, desto mehr Ängste wirst du verspüren. In meiner damaligen Situation hätte ein anderer Ingenieur vielleicht gesagt: »Ich kann nichts für den Stress in dieser Firma. Ich tue mein Bestes, und wenn ihnen das nicht reicht, dann suche ich mir einen anderen Job. Ich bin jung, gut ausgebildet, natürlich finde ich etwas anderes. Und wenn mich meine Vorgesetzten nicht mehr leiden können, *so what*?«

Das bedeutet nicht, dass du dich einfach zurücklehnen und dir denken solltest: »Ich bin zwar gerade in einer finanziellen Schieflage, aber ich mache nichts dagegen. Peter hat ja gesagt, es ist nur eine Geschichte.« Es geht *nicht* darum, nichts mehr zu tun. Es geht darum, mit welcher Haltung du deinen Problemen begegnest. Mit Angst? Oder mit Frieden? Mit Verzweiflung oder mit der Lust, es anzupacken? Voller Zweifel oder mit Zuversicht?

Was mir ganz wichtig ist zu zeigen: Solange wir unsere Geschichten glauben, versuchen wir, die äußeren Umstände zu verbessern. Wir erzählen uns dann einfach eine bessere Geschichte, zumindest wenn es klappt. Wenn wir allerdings zu bestimmten Ängsten neigen, suchen die sich dann einfach ein neues Thema. Deswegen ist es besser, dass wir uns um die Angst selbst kümmern, um unsere Neigung zu ihr und um das, was sie mit uns macht, statt die Auslöser zu verändern. Statt im Außen bewusst oder unbewusst gegen eine Situation zu kämpfen, die bestimmte neuronale Verknüpfungen in deinem Gehirn aktiviert, die wiederum die von dir erlebten Emotionen, Sorgen und Ängste auslösen, lass uns lieber direkt auf die Gefühle blicken, um die dahinter liegenden Verknüpfungen in deinem Gehirn zu lösen.

Das große Geschenk, das wir auf diesem Weg auspacken können, ist die Erkenntnis, dass unsere oberflächlichen äußeren Ängste auf viel tiefer liegenden Ängsten und existenziellen Fragen des Lebens beruhen. Die jeweils aktuellen Geschichten, die unsere Angst triggern, sind austauschbar.

Es ging um Millionen! Mit dieser Geschichte war ich voller Angst, meine Kollegen und Vorgesetzten zu enttäuschen. Vor diesem Kampfplatz als Ingenieur hatte ich im Studium die Angst gehabt, zu versagen und die entsprechende Peinlichkeit ertragen zu müssen. Davor hatte ich unbedingt gesehen und bewundert werden wollen und hatte befürchtete, dass ich sonst ein »Niemand« sein könnte. Die Angst hatte sich immer eine etwas andere Spielwiese gesucht. Darunter – das weiß ich heute – lag eine tiefe Sehnsucht nach Liebe. Danach, angenommen und geliebt zu werden, so wie ich bin. Das aber hätte ich nie erkennen und heilen können, wenn ich damals einfach weiter funktioniert hätte. Wenn ich es geschafft hätte, die äußeren Schauplätze jeweils so zu verändern, dass die Angst verschwindet. Ganz sicher hätte sie sich dann ein neues Feld gesucht, vielleicht meine Ehe oder die Beziehung zu meinem Sohn.

Ich beobachte es auch bei meinen Klientinnen und Klienten: Unsere tiefen Wunden, Sehnsüchte, Ängste und existenziellen Fragen werden uns immer wieder gespiegelt, bis wir ihnen bereitwillig und bewusst begegnen. Wir alle kennen doch die Menschen, die von Partner zu Partner springen und trotz neuer Lebensgefährten die gleichen Beziehungsprobleme immer und immer wieder erleben. Der Partnerwechsel bringt offenbar nicht die Lösung, auch wenn es zeitweise so scheinen mag. Denn wenn wir versuchen, ein Problem im Außen zu verändern, ändert sich nicht das ihm zugrunde liegende Thema in uns. Das aber will gelöst werden, also wird uns das Leben so lange immer wieder ähnliche Herausforderungen, verwandte Kampfplätze, ähnliche Situationen und »passende« Menschen bescheren, bis wir das an der Wurzel liegende Problem erkennen. Wenn wir auf der Ebene der Geschichte verharren, bleiben wir an der Oberfläche hängen.

Mein Raus-aus-der-Angst-Tipp

Wie geht es dir mit dem eben Gelesenen? Wenn es in dir ein Gefühl der Bereitschaft auslöst, jetzt tatsächlich hinzuschauen und nicht mehr vor der Angst davonzulaufen, dann lade ich dich ein, hier und heute eine Entscheidung zu treffen: Entscheide dich dafür, deiner Angst ins Gesicht zu sehen, um sie zu erlösen. Ganz sanft und in dem Maße, wie es für dich gut und stimmig ist. Voller Selbstmitgefühl und zugleich entschlossen. Du wirst im weiteren Verlauf dieses Buches noch viele praktische Anregungen dafür bekommen, wie du deine Entscheidung dann umsetzen kannst. Doch sie ist ein entscheidender erster Schritt.

Angekettet an die alten Prägungen

Die meisten Menschen lieben Elefanten. Diese imposanten, starken Tiere können Baumstämme mit ihrem Rüssel heben, Autos scheinbar mühelos zur Seite schieben und tonnenschwer schleppen. Ein ausgewachsener Elefant ist in der Lage, bis zu zehn Tonnen Gewicht zu bewegen.

Ein befreundeter Mönch erzählte mir einmal eine Geschichte aus seiner Kindheit: In den Fünfzigerjahren hatte er als Kind mit seinen Eltern einen Zirkus besucht. In dieser Zeit waren Elefanten dort eine sehr seltene Attraktion. Sie begeisterten ihn. Während der Mönch erzählte, leuchteten seine Augen, wahrscheinlich genauso wie damals als Kind. Fasziniert hatte er den Elefanten während der Vorstellung beobachtet, hatte gestaunt, wie sich dieses riesengroße Wesen bewegte und seine Kunststücke vorführte. Nach der Vorstellung ging er heimlich hinter das Zirkuszelt, quetschte sich an ein paar Schaustellerwagen vorbei und suchte so lange, bis er den Elefanten fand, angekettet an einer nicht allzu dicken Eisenkette an einem kleinen Pfahl im Boden. Um ihn herum war nur ein schmaler Zaun, der im Grunde eher dafür errichtet worden war, die Menschen daran zu hindern, dem Elefanten näher zu kommen, als ihn im Zaum zu halten.

Völlig verwundert stand der Junge mehrere Minuten wie hypnotisiert vor dem Elefanten. Bis ihm von hinten der Zirkusdirektor die Hand auf die Schulter legte und fragte: »Na, wie gefällt dir unser Kraftprotz?«

Der Junge schaute zu ihm hoch und sagte, dass dieses Tier das Faszinierendste sei, was er im Leben je gesehen habe. Doch er verstehe eine Sache nicht: Wie sei es möglich, dass das stärkste aller Tiere von so einem kleinen Pfahl im Boden festgehalten werden könne?

»So ein Elefant kann mehrere Tonnen ohne Probleme schleppen, und diesen Pfahl könnte sogar mein Papa aus dem Boden ziehen.«

Der Zirkusdirektor lächelte und erklärte: »Die Kunst ist, den Elefanten schon wenige Wochen nach der Geburt an den Pfahl zu ketten. Als Baby ist er noch zu schwach, ihn herauszuziehen, obwohl er es viele Male probieren wird. Wenn er dann heranwächst und seine Kräfte entwickelt, ist er so an den Pfahl und die Kette gewöhnt, dass er es nicht einmal mehr versucht, sich zu befreien. Jetzt als ausgewachsener Elefantenbulle hat er immer noch die kindliche Vorstellung, dass es nicht möglich ist, den Pfahl herauszuziehen. Darum bleibt er genau dort, wo er ist.«

Erstaunlich, oder? Doch genauso ist es mit unserem Leben. Wir finden uns angekettet an unsere Lebensumstände wieder. Angekettet an die finanziellen Sorgen, an die familiären oder gesundheitlichen Probleme. Angekettet an den Stress. Angekettet an unsere Ängste. Wir erkennen aber nicht, dass diese Probleme aus einer anderen Zeit und oft sogar von anderen Personen stammen: Weil wir als Kinder die materielle Unsicherheit und die Geldnöte unserer Eltern erlebt haben, streben wir heute nach finanzieller Sicherheit – es bleibt aber die Angst, es könnte nie genug sein. Weil wir keine oder nicht genug Liebe erfahren haben, streben wir endlos nach Anerkennung. Weil wir uns als Baby oder Kleinkind nicht geborgen gefühlt haben, suchen wir verzweifelt diese Geborgenheit und emotionale Sicherheit bei einem Partner. Wir hoffen, dass wir uns mit dem richtigen Menschen an unserer Seite nicht mehr damit auseinandersetzen müssen, dass wir auf einer gewissen Ebene immer allein sind und sein werden.

Wir denken, wenn wir Erfolg und Anerkennung haben, müssen wir uns nicht länger mit der Leere tief in uns auseinandersetzen. Wir glauben, wenn wir uns nur genug abgesichert haben, müssen wir uns nicht mehr mit der Vergänglichkeit des Lebens beschäftigen. Wir meinen, dass wir immer Liebe und Verbundenheit spüren werden, wenn wir freundlich und entgegenkommend zu allen sind und unsere eigenen Bedürfnisse hintanstellen. Wir glauben, dass die finanziellen Ängste verschwinden, wenn wir nur genug gespart haben.

Während ich diese Zeilen schreibe, sehe ich vor meinem geistigen Auge einige Leserinnen oder Leser vor mir stehen und sagen: »Peter! Ich habe echte finanzielle Sorgen! Was interessieren mich alte Prägungen, die Vergänglichkeit, die tiefe innere Leere, die Sehnsucht nach Liebe? Ich muss jetzt meine Rechnungen bezahlen!«

Glaub mir, ich verstehe dich. Den Weg nach innen zu gehen bedeutet nicht, dass du im Außen nichts mehr tun sollst. Es gibt hier kein Entweder-oder. Buddha hat gelehrt, dass die goldene Mitte der Weg ist. Doch wir haben gesellschaftlich eine Tendenz entwickelt, nur im Außen zu kämpfen, und das bedeutet, nicht in der Mitte zu sein. Natürlich kannst und solltest du dich weiterhin um deine Finanzen kümmern, um deinen Job, um deine Beziehung, um deine Kinder und so weiter. Wenn du auf diesen Lebensfeldern aber wirklich etwas verändern willst, dann geht das aus meiner Erfahrung nur, wenn du auch nach innen schaust und dich den Emotionen und Verletzungen stellst, die dich irgendwann einmal erstarren ließen und hilflos machten. So wie der einst kleine Elefant zum mächtigen Elefantenbullen herangewachsen ist, so bist auch du eine erwachsene Person geworden, welche die Fähigkeit besitzt, sich den inneren Themen, die früher überfordernd waren, zu stellen. Damit setzt du enorm viel Freiheit, Lebensfreude und Lebensenergie frei.

Die Rolle des Denkens

Was auf diesem ganzen Weg heraus aus der Angst sehr wichtig zu verstehen ist, ist die Intensität, mit der unser Denken unser Wahrnehmen und unser Erleben und in Folge auch unser Leben bestimmt. Ich habe dabei eine Frage an dich: Wie erlebst du deinen Verstand? Hast du dir darüber schon einmal Gedanken gemacht? Wie erlebst du, was in deinem Kopf passiert? Wie bemerkst du deine Gedanken?

Das sind spannende Fragen, oder? Die wenigsten haben sich bisher damit befasst. Eigentlich ist es ganz einfach. Es gibt zwei Arten, auf die wir die Vorgänge in unserem Kopf wahrnehmen können: Einmal – so wie ich es nenne – über das innere Hören und das andere Mal über das innere Sehen. Mit dem inneren Hören nimmst du deine Gedanken wahr. Du erlebst dein Denken auditiv. Also in Geräuschen. Um dir das zu verdeutlichen, kannst du jetzt gern einmal kurz die Augen schließen und innerlich bis zehn zählen. Erlebst du den auditiven Eindruck der Gedanken »eins« bis »zehn«? Du hörst diese Gedanken mit deiner Stimme, dabei ist dies lediglich eine Identifikation mit der Tonqualität, die du dir zuschreibst. Sei bitte wach für das, was ich hier schreibe, denn jetzt kommt eine der wichtigsten Erkenntnisse, die ein Mensch in seinem Leben haben kann. Wir sind so identifiziert mit der inneren Stimme, dass wir glauben, die Stimme sei »ich«. Doch stimmt das? Werde dir bewusst, dass du diese Stimme beobachten kannst. Du konntest eben das Zählen von eins bis zehn beobachten. Du bist also die oder der Beobachtende, nicht der innere Dialog. Dieser ist lediglich das Ergebnis der Prägungen und Konditionierungen deiner Vergangenheit.

Neben den Tönen erlebst du innere Bilder. Das kannst du genauso schnell simulieren, indem du die Augen schließt und beispielsweise an einen lieben Menschen denkst. Du siehst diese Person vielleicht verschwommen oder auch klar (das ist bei jedem unterschiedlich) vor deinem geistigen Auge. Das ist inneres Sehen.

Inneres Hören und inneres Sehen erlebst du aber nicht nur mit geschlossenen Augen. Du denkst – also »hörst« in deinem Kopf – zwischen 40 000 und 80 000 Gedanken jeden Tag. Die meisten davon unbewusst. Genauso läuft fast ständig die innere Bilderwelt parallel zu deinem Erleben im Außen mit. Und der zentrale Punkt ist:

Die Gedanken, die du denkst, und die inneren Bilder, die du dir ausmalst, bestimmen dein Leben!

Die Gedanken und Bilder in deinem Kopf bestimmen, wie du dich fühlst. Sie bestimmen die Emotionen, die in dir auftauchen und die wiederum spezifische Körperempfindungen auslösen. All das zusammen legt dann ziemlich direkt dein Verhalten in der Welt fest. Und wie du dich verhältst, das formt dein Leben.

Wenn du schlecht über jemanden denkst, wirst du dich in seiner Gegenwart auch schlecht fühlen. Dir ist nicht ganz wohl, du hättest lieber mehr Abstand, vielleicht fühlt es sich sogar im

Körper so an, als würden sich dir die Stacheln aufstellen. Natürlich verhältst du dich diesem Menschen gegenüber dann auch nicht so herzlich und offen wie jemandem gegenüber, über den du wohlwollend denkst. Bist du oft mit Menschen zusammen, über die du schlecht denkst und bei denen du dich dann auch ebenso fühlst, dann färbt das auf dein Grundlebensgefühl ab. Du wirst möglicherweise eine gewisse Tendenz entwickeln, dich mehr zurückzuziehen und nicht so aktiv zu sein. Deine Gedanken über die anderen Menschen haben somit dein Leben beeinflusst.

Wenn du denkst – ein anderes Beispiel –, dass die Welt oder dein Land oder deine Berufsgruppe in großer Gefahr ist, dann wirst du dich nicht gut fühlen. Du wirst wahrscheinlich eine Angst erleben, getarnt oder direkt, und dich beinahe gezwungen fühlen, immer wieder die Nachrichten in den unterschiedlichsten Medien zu verfolgen, stets in der Hoffnung, irgendeine erlösende Botschaft zu erhalten, die dir deine Angst nimmt. Da die Medien aber eher Angst schüren, wird das nur selten gelingen. Du liest Bad News, deine Gedanken werden noch düsterer, und die Spirale dreht sich weiter nach unten. Wenn du dort über längere Zeit nicht herausfindest, wird sich natürlich auch das problematisch auf dein Leben auswirken.

Denkst du – ein Gegenbeispiel – voller Begeisterung und Freude an deinen Job, wirst du dich gut fühlen, wenn du zur Arbeit gehst. Du spürst vielleicht auch Dankbarkeit dafür, dass du einer solchen Tätigkeit nachgehen kannst. Natürlich wirst du dann bei dieser Arbeit auch eine ansteckende Frische und Freude ausstrahlen, die sich auf dein Umfeld abfärben können und die dafür sorgen, dass dir gelingt, was du tust. Das kann dir viel positives Feedback, mehr Geld, immer spannendere Aufgaben und in Summe ein gelingendes Leben bescheren. Wieder haben deine Gedanken dein Leben bestimmt.

Du siehst, es ist ganz entscheidend, was in unserem Kopf vorgeht, was wir dort hören und an Bildern sehen. Ich bin mir sicher, dass du das auch selbst schon bemerkt hast – doch gerade im Hinblick auf unsere Ängste ist es sehr wichtig, sich das klar bewusst zu machen: Unsere Gedanken bestimmen, wie wir uns fühlen und wie sich unser Leben gestaltet. Lass uns vielleicht gleich an dieser Stelle einmal in eine Erfahrung damit eintauchen, sodass die Informationen nicht zu theoretisch bleiben.

Dankbarkeit

Eine Übung, die ich gemeinsam mit meiner Frau regelmäßig mache, sind Dankbarkeitsspaziergänge. Sie entstanden in einer Zeit, die für uns nicht leicht war. Ich merkte, dass wir jammerten und uns über unsere Lebenssituation beklagten, statt konstruktiv nach Lösungen zu suchen. Mir war damals bereits die Macht der Gedanken bewusst, aber es war noch kein gelebtes Wissen.

Als mich meine eigene Opferhaltung irgendwann nervte, schlug ich meiner Frau vor, dass wir uns auf dem Spaziergang, den wir gerade unternahmen, nur noch darüber unterhalten könnten, wofür wir dankbar sind. Zu Beginn war das zäh, und der Geist wollte in seiner Jammerhaltung verweilen. Doch Schritt für Schritt und Dankbarkeitsbeispiel für Dankbarkeitsbeispiel wurde es leichter. Als wir nach zwanzig Minuten wieder nach Hause kamen, fühlten wir uns beide erholt und freudig.

Unternimm solche Spaziergänge am besten regelmäßig mit deinem Partner oder deiner Partnerin. Auch allein wirken sie sehr kraftvoll und verändern deine Gedankenwelt.

Es ist mir ganz wichtig, dich für diese Zusammenhänge zu sensibilisieren, denn natürlich hängt all das ganz eng mit den Ängsten zusammen, die du erlebst. Ohne Gedanken einer bestimmten Art, ohne innere Überzeugungen könnte es nicht diese psychologische Angst geben. Ohne dass bestimmte Gedanken bei dir aktiv sind oder im Hintergrund laufen, kannst du nicht in deiner Angst bleiben. Manchmal erleben wir eine urplötzliche Erlösung, wenn uns das bewusst wird. Mir ging es einmal so mit einer Kollegin und Freundin, mit der ich gemeinsam ein Retreat im Norden Deutschlands abhielt.

Nach einem Vortrag über die Gedanken und einer gemeinsamen Meditation mit den Teilnehmerinnen und Teilnehmern machten wir beide uns auf einen kleinen Spaziergang in der wundervollen Lüneburger Heide, wo das Retreat veranstaltet wurde. Ich wusste, dass sie zu dieser Zeit eine schwere Lebensphase durchmachte, und ich hörte ihr einfach zu, während wir zwischen sonnengelben Gräsern und grünen Büschen umherwanderten. Sie erzählte mir ausführlich von ihren Sorgen und Zweifeln, von denen ich wusste, dass sie unbegründet waren. Aber für sie waren sie real. Ich musste schmunzeln, weil wir nur eine Stunde zuvor im Retreat genau über dieses Thema gesprochen hatten. Und ich sagte zu ihr: »Hey, es sind nur Gedanken.«

Sie verstummte, und dann mussten wir beide lachen. Die Wolke in ihrem Kopf hatte sich aufgelöst. Schweigend liefen wir miteinander weiter und genossen die Stille.

Es reicht nicht, nur einmal die Natur der Gedanken zu ergründen. Wir dürfen es immer und immer wieder tun. Es bleibt eine lebenslange Aufgabe. Eine sehr lohnende, denn wenn wir unser Denken verstehen, dann können wir unser Leben wirklich zutiefst verwandeln. In meinem Buch *Meditation. Stress und Ängste loswerden und endlich den Geist beruhigen*[2] habe ich sehr ausführlich über das Denken und den Ursprung der Gedanken geschrieben. Wenn du möchtest, kannst du das Thema dort vertiefen.

★ Damit du dies nicht nur theoretisch verstehst, sondern dich praktisch von Grübelschleifen und negativen, nicht dienlichen Gedanken befreien kannst, habe ich für dich eine geführte Meditation aufgenommen, die du dir im Bonusbereich des Buches downloaden kannst. Den Link und QR-Code zu diesem findest du auf S. 36 im Kapitel »Dein exklusives Bonusmaterial zum Buch«.

Gedanken sind Angebote

Wir stehen hier wieder vor einem großen Paradox. Uns ist bewusst geworden, was für einen großen Einfluss unsere Gedanken auf unser Leben und Erleben haben. Wenn du Stress in deiner Beziehung hast, dann wird dein Kopf wahrscheinlich voller problematischer Gedanken sein – und dann fühlst du dich schlecht, das Essen schmeckt dir nicht mehr, oder du stopfst unsinnig irgendetwas in dich hinein, du hast weniger Freude im Alltag, bist unkonzentriert, machst Fehler bei der Arbeit, gefährdest vielleicht sogar eine Freundschaft, weil du immer nur mit deinem Beziehungsfrust zu tun hast, und so weiter.

Gleichzeitig aber ist das, was dir gerade das Leben versauert, nur ein Knäuel von Gedanken. Es sind Stimmen in deinem Kopf und innere Bilder, die du nährst. Wenn dir das bewusst wird, wenn du sozusagen einmal kurz den Kopf über diesen Schlamassel, der da in dir tobt, erheben kannst, verliert das Drama sofort seine Macht. Du merkst: Ein Gedanke kommt, und er geht wieder, und der nächste rast gleich hinterher. Gefühle kommen und gehen. Es sind alles Energien, die sich durch dich hindurch bewegen. Nicht spektakulär, nicht weiter wild. Nicht großartig anders als ein Vogel, der vor dem Fenster zwitschert. Du nimmst die Töne wahr, und dann verschwinden sie wieder.

Als ich damit begonnen habe, mich tiefer auf die Meditation einzulassen, bemerkte ich eine spannende Veränderung. Zuvor war ich jeden Morgen mit einer Panikattacke aufgewacht, die mich aus dem Schlaf gerissen hatte. Ich habe dann versucht, mich zu beruhigen und irgendwie klarzukommen, um den neuen anstrengenden Tag halbwegs zu überstehen. Als dann meine Meditationspraxis mehr Tiefe erreichte, wachte ich morgens immer noch mit subtilen Ängsten auf. Keine Panik, aber Anspannung. Das Interessante jedoch war: Ich nahm zwei Ebenen wahr. Einmal die Ebene der Druck, Stress und Ängste erzeugenden Gedanken und inneren Bilder und einmal einfach die Welt, wie sie war. Ein warmes Bett, der Atem, Geräusche von der Straße. Ich merkte direkt, wie mein Verstand die Realität mit einer Decke aus Stress, Druck und Ängsten überzog. Er erschuf das, worunter ich so lange gelitten hatte.

Das Verrückte ist wirklich: Wenn wir mit unseren Gedanken identifiziert sind, dann bestimmen sie über unser komplettes Leben. Angst, Stress, Druck und Sorgen sind dann unsere Realität. Wenn wir uns dagegen bewusst sind, dass da Gedanken kommen und gehen und Empfindungen und Emotionen nach sich ziehen, haben sie genauso wenig Einfluss auf uns wie das Zwitschern des Vogels vor dem Fenster.

»Aber, Peter!«, höre ich dich jetzt ganz aufgeregt rufen. »Wenn meine Beziehung in Gefahr ist, dann kann ich mich doch nicht einfach zurücklehnen. Das ist doch etwas Großes! Das kannst du doch nicht mit dem Zwitschern eines Vogels vorm Fenster vergleichen!«

Weißt du, ich möchte das, worunter du möglicherweise leidest, keinesfalls kleinreden. Und ich nehme dich damit sehr ernst. Doch zugleich weiß ich, dass wir auf der Ebene, auf der wir es meist versuchen, aus unserem Leid nicht herauskommen. Deswegen biete ich dir hier etwas anderes an, das zunächst radikal scheinen mag, das aber wirkliche Befreiung bringen kann.

Wenn du Streit in der Partnerschaft hast, dann ist das eine vorübergehende Tatsache in deinem Leben. Sie wird dazu führen, dass ihr euch trennt oder ihr werdet weiterhin zusammen sein. Es liegt an euch beiden, den weiteren Fortgang zu gestalten. Du kannst dich ins Drama stürzen und dich von Tausenden angstmachenden und negativen Gedanken jagen lassen, die dann, wie du gesehen hast, auch dein Fühlen und dein Handeln (auch deinem Partner gegenüber) beeinflussen. Oder du kannst bemerken, dass die aktuelle Krise bestimmte Gedanken in dir wachruft. Diese Gedanken kannst du in dir beobachten. Sie werden kommen und gehen. Es werden immer neue erscheinen, und auch sie werden vergehen. Endlos. Wenn du genau hinschaust, merkst du, dass die meisten Wiederholungen sind. Du hast sie in früheren Beziehungen schon gedacht, und wahrscheinlich hast du sie auch als Kind von deinen Eltern gehört.

So funktioniert unser Verstand einfach: Es passiert etwas, und er kommentiert es. Und sein Kommentar, seine Bewertung basieren immer auf dem, was du zu dem Thema in dir abgespeichert hast.

> Deine Gedanken sind lediglich der Widerhall deiner vergangenen Prägungen und Erfahrungen.

Wenn du denkst, dass dich niemand wirklich liebt, dann wirst du das Verhalten und die Worte deines Partners oder deiner Partnerin ganz schnell so interpretieren, dass diese Überzeugung bestätigt wird. Auch wenn dein Gegenüber das gar nicht so sieht und dich sehr wohl liebt. Du kannst es nicht glauben, weil in dir die Überzeugung stärker ist, dass du nicht geliebt wirst. Und so spulst du deine Gedankenketten ab, fühlst dich entsprechend und handelst danach.

Achtsamkeit ist der Schlüssel, der uns aus dem Gefängnis der Gedanken herausholen und in die Freiheit bringen kann. Ohne ihn sind wir hoffnungslos gefangen in dem Trubel in unserem Kopf, der dann auch ganz schnell einen Aufruhr in unserem Körper auslöst. Mit diesem Schlüssel merkst du, dass alle Gedanken lediglich Angebote sind. Sie tauchen in deinem Kopf auf, und sie werden wieder verschwinden. Wenn du sie natürlich festhältst, noch ausschmückst und eine Geschichte darum spinnst, dann werden es Dauergäste, welche die Emotionen erzeugen, die dein Leben bestimmen. Nimmst du sie einfach wahr, dann ziehen sie ganz von allein weiter, und das meist recht schnell.

Du darfst dir einer Sache immer bewusst sein:

Deine Gedanken haben nur die Macht, die du ihnen gibst.

Es ist wie bei Sonne und Mond. Der Mond allein hat nicht die Macht, zu strahlen und zu leuchten. Das kann er nur mithilfe der Sonne. Deine Gedanken haben keine Macht über dich. Erst wenn du ihnen Glauben schenkst und sie als etwas von Bestand und von Bedeutung ansiehst, dann haben sie Bestand und Bedeutung. Für sich betrachtet sind es einfach Angebote, die du annehmen oder weiterziehen lassen kannst.

Hast du das einmal verstanden, kann sich ganz viel in dir entspannen. Dennoch braucht es sehr viel Übung, bis du es auch im alltäglichen Leben so handhaben kannst. Es ist die Praxis der Achtsamkeit und der Meditation, um die es in diesem Buch – und in meinem ganzen Leben und Wirken – geht.

Das Denken beobachten

Ich lade dich ein, das Buch nach dem Lesen dieser Anleitung beiseitezulegen, dich bequem und aufrecht hinzusetzen, die Augen zu schließen und ein paarmal tief durchzuatmen.

Beobachte dann ganz einfach deine Gedanken. Sie verändern sich sofort, wenn du den Fokus deiner Aufmerksamkeit auf sie richtest. Ganz schnell ist dann nicht mehr dieses übliche Geplapper in deinem Kopf, die Gedanken können sich sogar erst einmal rarmachen, bis deine Aufmerksamkeit wieder nachlässt und die Flut erneut einsetzt. Beobachte, was du in deinem Kopf hören und sehen kannst. Lass es auftauchen und wieder vergehen. Sei der Beobachter.

So simpel diese Übung klingt, sie ist sehr anspruchsvoll. Lass dir Zeit damit. Und nutze sie regelmäßig, am besten täglich für ein paar Minuten. Immer morgens nach dem Aufstehen oder vielleicht am Abend, wenn du allmählich zur Ruhe kommen willst.

Ohne Denken keine psychologische Angst

Ist es dir gelungen, deine Gedanken beim Kommen und Gehen zu beobachten? Und wenn ja, hast du in dieser Zeit Angst spüren können? Angst braucht immer diese Geschichte, von der ich gesprochen habe. Sie braucht deine Identifikation mit den Gedanken – ob du sie bewusst denkst und glaubst oder ob sie als Überzeugungen irgendwo in deinem Unterbewusstsein schlummern. Ohne bestimmte Gedanken über das Alleinsein kannst du keine Angst davor haben, verlassen zu werden. Ohne bestimmte Gedanken darüber, wer du im Leben sein willst oder sein solltest, kannst du keine Angst vor Kritik und nicht einmal vor Armut haben. Ich weiß, das klingt extrem in unseren modernen Ohren, die sich an all die Vorstellungen, wie das Leben zu sein hat, gewöhnt haben. Wozu ich dich aber einladen möchte, ist, deinen Geist durch solche Impulse zu weiten. Sie zeigen, was möglich ist. Wohin die Reise gehen könnte. Ein sehr fortgeschrittener Meister der Meditation nimmt das Leben so, wie es sich entfaltet. Bei ihm gibt es keine Angst, weil es nichts gibt, was er ausschließt. Es gibt keine Erfahrung, die er unbedingt von sich fernhalten möchte. Er akzeptiert die Welt, wie sie ist. Gibt es etwas zu tun, handelt er. Gibt es nichts zu tun, genießt er das Sein. Das ist Freiheit.

Wege und Teufelskreise

Wenn es uns nicht gelingt, einen guten und konstruktiven, erleichternden Umgang mit unseren Ängsten zu finden, dann toben sie sich in unserem Inneren und in unserem Leben so richtig aus. Das weißt du sicher, denn sonst würdest du dieses Buch nicht lesen. Es können hier Teufelskreise entstehen, aus denen wir so leicht nicht mehr herausfinden. Deshalb möchte ich an dieser Stelle auch noch einmal eine Einladung an dich wiederholen: Wechsle zum Mannschaftssport, wenn du bisher eher die Einzelkämpferin oder der Einzelkämpfer warst. Hol dir alle Hilfe, die dir sinnvoll erscheint, und nutze auch professionelle therapeutische Unterstützung, wenn du merkst, dass du nicht weiterkommst.

Wenn die korrigierende Erfahrung fehlt

Oft ist es ja so, dass wir vor etwas Angst haben. Dann erleben wir es, wir überleben es, ganz so schlimm war es gar nicht. Und beim nächsten Mal haben wir meist schon weniger Angst davor. In der Therapie wird damit aktiv gearbeitet, wir nennen das Expositionstherapie oder Konfrontationstherapie. Indem wir dem begegnen, was uns Angst macht, erkennen wir, dass es gar nicht so schlimm ist. Dann lernt unsere Amygdala, der Bereich im Gehirn, der für die Angst verantwortlich ist, dass sie beim nächsten Mal entspannter reagieren darf.

Wer häufiger Vorträge hält, wird immer weniger Angst davor spüren. Wer schon öfter die größere Nähe nach einem konstruktiven und ehrlichen Klärungsgespräch in der Partnerschaft erlebt hat, wird solche Prozesse mit immer mehr Leichtigkeit wieder anstoßen. Das Gehirn konnte eine korrigierende Erfahrung machen. Da waren Gedanken, dass wir den Vortrag nicht überleben würden – und wir haben ihn nicht nur überstanden, sondern vielleicht sogar momentweise genießen können. Da waren Gedanken, dass uns der Partner verlassen wird, wenn wir unsere Bedürfnisse ansprechen – und er hat voller Verständnis reagiert, und das Gespräch hat uns näher zusammengebracht.

Können wir nicht über unseren Schatten springen, hat uns die Angst verboten, bestimmte Dinge zu tun. Dann sagen wir den Vortrag ab oder begeben uns von vornherein niemals in eine solche Situation. Und wir klären auch nichts mit dem Partner, passen uns irgendwie an, verlassen ihn vielleicht sogar oder bleiben gleich allein. Wir stricken unser Leben so, dass wir uns dem, wovor wir Angst haben, gar nicht erst aussetzen. Auf diese Weise aber wird nicht nur unser Leben immer enger, wir geben uns zudem keine korrigierende Erfahrung, die die Angst lindern könnte.

Hier entsteht schon ein erster Teufelskreis. So saß ich zum Beispiel früher oft in der Vorlesung, mein Herz begann zu stechen, und ich bin weggelaufen. Ich habe den Vorlesungssaal verlassen und bin zum Arzt gerannt – und mein Gehirn hat abgespeichert, dass ich in der Vorlesung wirklich in Gefahr war. Also kam das Stechen im Herzen beim nächsten Mal noch früher und noch heftiger. Da es aber so stark war, meine Angst so direkt und ich ihr so hilflos ausgeliefert, konnte ich nicht anders, als immer wieder wegzulaufen und damit dem Gehirn zu bestätigen, dass die Gefahr real war.

Das führte dazu, dass der Lebensbereich, in dem ich mich sicher fühlte, immer kleiner wurde. Zu Beginn beschränkten sich die Ängste und die Anspannung auf die Hochschule, später traten die somatischen Erscheinungen auch in anderen Lebensbereichen auf, wo ich wieder mit Weglaufen reagierte. Mein Gehirn lernte Stück für Stück, dass früher für mich sichere Orte doch Gefahr bedeuteten, weil ich immer weggelaufen bin, bevor es die Erfahrung machen konnte, dass nach wie vor keine Gefahr bestand.

Das katastrophisierende Gehirn

Wenn wir unser Gehirn verstehen wollen – und das braucht es, um einen guten Umgang mit unseren Ängsten zu finden –, müssen wir damit beginnen, seinen vorherrschenden Grundzustand nachzuvollziehen. So wie man sich damit beschäftigen muss, welches Betriebssystem genutzt wird, bevor eine Software für den Computer geschrieben wird. Das grundlegende Betriebssystem des Menschen ist – Achtung! – katastrophisierend. Was bedeutet das? Das limbische System mit der Emotion Angst war jahrtausendelang ein überlebenswichtiger Mechanismus in unserem Gehirn, und leider hat unser restliches Denkorgan im Zuge dessen – so will ich es mal ganz simpel ausdrücken – eine negative Tendenz entwickelt. Unser Gehirn gibt den negativen Dingen des Lebens, den Gefahren, den Problemen, dem Schmerz und allem Unangenehmen mehr Aufmerksamkeit als den schönen Dingen wie der Freude oder der Liebe. Überleben hat für das Hirn einfach eine höhere Priorität, deswegen dürfen wir keine Gefahr oder mögliche Gefahr übersehen. In der Vergangenheit hat das wunderbar funktioniert, weil unser physisches Überleben ziemlich oft auf dem Spiel stand.

Lieber einmal zu viel kämpfen oder weglaufen, denkt sich unser Gehirn.

Die Welt, in der wir jetzt leben, unterscheidet sich aber nun dramatisch von der Welt unserer Urahnen und Ahnen – ich hatte schon davon gesprochen. Die Menschen lebten die meiste Zeit ihrer Existenz in kleinen Gemeinschaften und kannten nur die Gefahren und Nöte dieser Gruppe. Sie sorgten zwar vor, um ihr Überleben möglichst gut zu sichern – je nach Epoche mit Pflanzenkenntnissen, großen Viehherden, Ackerbau, Vorratshaltung und so weiter. Sie waren also in dem Sinne nicht »sorglos«. Doch sie kannten bei Weitem nicht so viele Ängste wie wir heute. Wenn eine unmittelbare Gefahr drohte, konnte Angst erlebt werden. Man musste dann fliehen oder kämpfen. Und wenn die Gefahr vorüber war, konnte man sich wieder entspannen.

Heute erleben wir ein viel größeres Spektrum an Informationen und ganz andere Herausforderungen. Die Gefahren sind selten akut real und kaum physischer Natur. Aber wir hören und sehen tagtäglich auf unseren Bildschirmen, dass irgendwo in der Welt andere Menschen physischen Gefahren ausgesetzt sind. Wir sind beinahe live dabei, wenn auf einem anderen Kontinent Krieg oder Hunger herrscht, sehen stundenlang Berichte über Naturkatastrophen und Gewaltausbrüche. Von all dem hätten unsere Vorfahren nichts mitbekommen – allenfalls hätte man es weitererzählt. Wir aber erleben es in bewegten Bildern und mit Ton, was für unser Gehirn beinahe gleichbedeutend damit ist, direkt dabei und selbst betroffen zu sein.

Dazu haben wir in einer sich rasant verändernden Welt Sorgen um unseren Job, unsere Beziehungen, die Politik, die Umwelt, unsere Gesundheit und so weiter. Gleichzeitig fällt für einen Großteil der Menschen durch den Verlust des Glaubens an Gott oder eine höhere Macht der geistige Notanker weg, an den Menschen jahrtausendelang ihre Unsicherheiten und Ängste abgeben konnten.

Stell dir einmal vor, du könntest mit einer Zeitkapsel ein paar Jahrhunderte zurück in die Vergangenheit reisen. Veränderung war damals für die meisten Menschen ein Fremdwort. Jeder Tag war wie der andere. Monotonie und Gleichmäßigkeit haben den Alltag bestimmt. Was für den dopaminsüchtigen Teil in unserem Gehirn wie pure Langeweile klingt, ist für unsere Amygdala eine wahre Oase: Alles war immer gleich, Vorstellung und Realität stimmten überein. Angst war nur nötig, wenn direkt eine reale Gefahr entstand.

Heute erleben wir das Gegenteil. Alles verändert sich rasant. Wo früher »… bis dass der Tod euch scheidet« galt, springen wir heute von Partner zu Partner, was immer die Angst triggert, dass man allein bleiben könnte. Wo früher ein Beruf das Leben bestimmte, müssen wir uns heute stetig neu erfinden und anpassen. Wo früher alle Dinge und Gerätschaften über viele Generationen gleich blieben, erfasst uns heute beinahe jährlich eine technologische Revolution, mit der wir uns auseinandersetzten müssen. Wo wir früher mehr oder weniger unwissend auf Gott vertrauten, verlieren wir uns heute in der Informationsflut des Internets. Wir nehmen wahrscheinlich in zehn Minuten auf den Social-Media-Kanälen mehr Impulse auf als ein Mensch vor dreihundert Jahren in der ganzen Woche.

Unser Gehirn mit seiner Tendenz zum Katastrophisieren ist damit maßlos überfordert. Es hat einfach diese negative Tendenz. Es stürzt sich auf alles, was Gefahr oder Unsicherheit bedeuten könnte. Kein Wunder also, dass Angsterkrankungen derart auf dem Vormarsch sind.

Mein Raus-aus-der-Angst-Tipp

Versuche, vor allem abends deinen Medienkonsum zu reduzieren. Gib deinem Gehirn die Möglichkeit, herunterzufahren und das am Tag Erlebte zu verarbeiten. Lies ein Buch, mach leichtes Yoga, geh noch mal für einen (Dankbarkeits-)Spaziergang hinaus oder meditiere. Dies wird dir helfen, leichter in den Schlaf zu finden und eine wirklich erholsame Nacht zu haben.

Wenn du es gewohnt bist, dich mit Informationen regelrecht vollzustopfen, können ein paar Tage Digital Detox herausfordernd, aber sehr lohnend sein.

Der Teufelskreis der Angst: Panikattacke

Lass mich noch einmal in meine Geschichte eintauchen und dir genauer von dem Tag erzählen, an dem ich meine erste Panikattacke bekam. Es war eine ganz normale Vorlesung in der Fachhochschule an einem heißen Sommertag. Viele Studenten genossen die Sonne draußen. Doch nicht die Elektrotechniker. Wir saßen im Vorlesungssaal, wie immer. Obwohl mich weder Prüfungszeit noch eine andere Herausforderung plagte, war ich angespannt. Auch wie immer. Das Leistungsniveau war unglaublich hoch, und ich setzte mich ständig unterbewusst noch mehr unter Druck.

Ich saß nervös auf meinem Sitz. Konzentriert hörte ich dem Professor zu und versuchte, die Theorien hinter Optoelektronik, LED- und Lasertechnik zu verstehen. Meine Füße bewegten sich unruhig, und meine Finger konnte ich auch nicht stillhalten, aber das nahm ich nicht einmal wahr, weil ich so auf den Inhalt konzentriert war, den ich verstehen musste.

Plötzlich spürte ich ein starkes Stechen in der Brust. Ich zuckte zusammen, und meine Aufmerksamkeit ging blitzschnell in meinen Körper. Was war das? Ich merkte, wie mein Herz etwas schneller schlug und ich zu schwitzen begann. Irgendwas stimmte nicht.

Das Atmen fiel mir schwer, trotzdem versuchte ich krampfhaft, der so wichtigen Vorlesung zu folgen. Der Großteil meiner Aufmerksamkeit blieb jedoch in meinem Körper. Auf einmal wieder ein Stechen. Diesmal viel deutlicher und intensiver. Mein Herz fing an zu rasen. Hatte ich einen Herzinfarkt? Statt auf die Vorlesung fokussierte ich mich nun ganz auf meinen Herzschlag und fing an, meinen Puls unter meinen Fingern zu erspüren. Auf einmal stolperte mein Herz.

Oh Gott! Gleich sterbe ich!

Ich stellte mir vor, wie ich im Vorlesungssaal plötzlich zusammenbrach und wie mich alle anschauen würden. Mir wurde schwindelig und heiß. Ich schwitzte plötzlich so stark, als ob ich einen Marathon laufen würde. Mein Herz raste. Ich muss hier raus, bevor ich umfalle, schrie es in meinem Kopf. Das Stechen in der Brust wurde immer intensiver. Ich wusste nicht, wohin ich sollte.

Ich hatte unglaubliche Angst, umzufallen und zu sterben.

Irgendwie schaffte ich es doch, mich aus dem Vorlesungssaal und bis zum nur fünfhundert Meter entfernten Hausarzt zu retten. Dort angekommen, konnte man mir deutlich ansehen, dass es mir ganz und gar nicht gut ging. Die Sprechstundenhilfe versicherte mir, dass der Arzt gleich Zeit für mich hätte. Ich setzte mich ins Wartezimmer und merkte, dass nur durch das Wissen, dass mir gleich ein Arzt helfen würde, die Symptome langsam verschwanden. Noch bevor ich ins Arztzimmer gerufen wurde, waren sie vollständig abgeklungen. Was blieb, war Erschöpfung und die Angst vor dem, was da passiert war und vielleicht wieder passieren würde.

Wenn sich das System selbst immer weiter anheizt

Das war meine erste Panikattacke, und es sollten noch viele weitere folgen. Durch den Dauerstress, den ich mir im Studium machte, war mein Körper fast durchweg angespannt. Ich grübelte abends noch über Vorlesungsinhalte und erwachte bereits frühmorgens mit katastrophisierenden Gedanken darüber, dass ich das Lernpensum nicht schaffen und die Prüfungen vermasseln würde.

Durch diese Daueranspannung begann mein Körper, auf sich aufmerksam zu machen. Beispielsweise durch das Stechen in der Brust – das, wie ich erst später erfuhr, eine Reaktion auf die muskulären Verspannungen war, die mit dem Stress einhergingen. Damals jedoch bewertete mein Gehirn das Stechen sofort als Gefahr. Herzinfarkt! Und mein Herz begann zu rasen. Das wurde als noch größere Gefahr eingeschätzt, und es setzten zusätzlich Atemnot und Schwindel ein. Die wurden von meinem Gehirn erneut als gefährlich bewertet, und so steigerte ich mich Stück für Stück in die Panikattacke hinein.

So erleben es viele Millionen Menschen täglich. Der Teufelskreis der Angst dreht seine Runden auf eine immer ähnliche Art und Weise. Der Einstieg ist oft eine körperliche Reaktion aufgrund einer lange andauernden Stressbelastung oder einer konkreten Angstsituation im Leben. Der Körper zeigt die entsprechenden Symptome, und blitzschnell wird die Aufmerksamkeit von der äußeren Welt in die Innenwelt verlagert, um diese Anzeichen genauer wahrnehmen und beobachten zu können. Dann folgen Interpretationen im Kopf, die die Symptome noch verstärken oder ihr Spektrum erweitern können – der Teufelskreis hat eingesetzt. Was sind solche Interpretationen?

- Herzrasen: »Ich bekomme einen Herzinfarkt!«
- Atembeschwerden: »Ich werde ohnmächtig.« »Ich ersticke!«
- Schwindel, Benommenheit: »Ich werde ohnmächtig.« »Da muss etwas richtig Schlimmes sein, vielleicht ein Hirntumor.«
- Kloß im Hals: »Ich ersticke!«
- Kribbeln in Armen oder Beinen: »Ich bekomme einen Schlaganfall.«
- Derealisation, Unwirklichkeitsgefühl: »Ich werde verrückt.« »Ich verliere die Kontrolle.«

Solche Bewertungen, die ja oft etwas Lebensbedrohliches anzeigen, werden vom limbischen System wieder mit Angst beantwortet. Diese aktiviert den Körper noch mehr, es werden noch größere Mengen Adrenalin ausgeschüttet, damit wir zu Kampf oder Flucht bereit sein könnten. Die körperlichen Anspannungen und damit auch Symptome verstärken sich noch weiter. Der Körper gerät in einen totalen Ausnahmezustand, in dem er meint, dass es um Leben oder Tod geht. Eine ausgewachsene Panikattacke. Dabei sitzen wir vielleicht in der Vorlesung, im Büro oder liegen im Bett und können mit diesen Massen an Energie und Adrenalin gar nichts anstellen. Tatsächlich können wir überhaupt nicht mehr viel anstellen, wir sind in diesem Extremzustand wie gefangen.

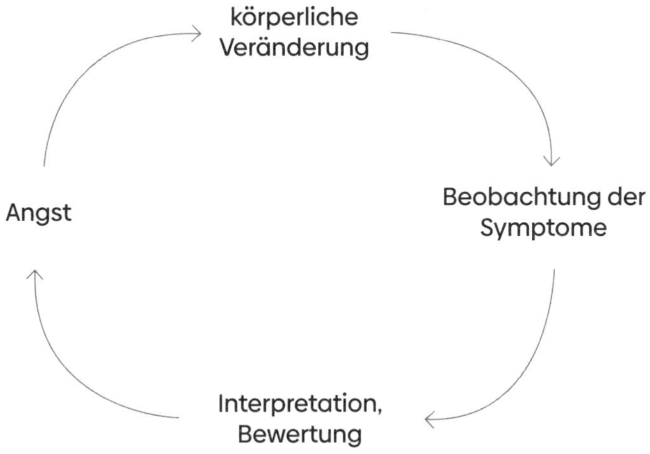

Der Angstkreislauf

Dieser Teufelskreis kann auch abrupt durch eine spezifische Angstsituation ausgelöst werden und durch die eigene Bewertung Fahrt aufnehmen. Wir haben beispielsweise am nächsten Tag eine Prüfung und geraten am Abend zuvor in diesen Strudel der Angst. Viel häufiger aber ist es der Fall, dass der Körper durch irgendeine Form von Dauerstress, den wir uns erschaffen haben, stark aufgewühlt ist und irgendwann die ersten Symptome zeigt, die dann fehlinterpretiert werden.

Der Teufelskreis kann auch an einer anderen Stelle beginnen. Nicht bei einer körperlichen Veränderung, sondern bei der Bewertung, also auf der Ebene der Gedanken. Dann liegen wir abends im Bett und grübeln über unser Leben nach. Es gibt keine direkte Gefahr, auch keine Prüfung am Folgetag, und wir haben auch keine körperlichen Symptome. Wir denken einfach nach und sortieren, was wir alles an Problemen haben, was alles noch bewältigt werden muss und was die Nachrichten dem noch obendrauf gesetzt haben. Wir malen uns Szenarien im Kopf aus, was alles Schlimmes passieren könnte. Und langsam aktiviert sich dabei schließlich der Körper. Durch unser eigenes Grübeln wird dem emotionalen Teil des Gehirns gemeldet, dass Angst angebracht ist. Also werden die für Kampf oder Flucht nötigen Körperbereiche aktiviert. Die entsprechenden Spannungen im Körper stellen sich ein wie auch der stärkere Herzschlag, und all das können wir dann fälschlicherweise wieder als zusätzliche Gefahr interpretieren, was unsere Gedanken umso mehr in Richtung Negativität anheizen wird. Der Teufelskreis ist in Gang gesetzt.

Automatisierte Angst

Das Problem bei diesem Teufelskreis ist die Eigenschaft unseres Gehirns, dass es gern möglichst viele Prozesse automatisiert. Das kann gut, aber leider auch fatal sein. Vielleicht kannst du dich noch an deine erste Autofahrt erinnern? Jede Bewegung musste bewusst gemacht werden: Kupplung drücken, schalten, blinken, Schulterblick, Kupplung kommen lassen, Gas, Lenkrad drehen. Mit der Routine gewöhnte sich dein Gehirn an diese Prozesse und automatisierte sie, damit du nicht jedes Mal darüber nachdenken musst. Wenn du heute Auto fährst, sind all diese Vorgänge kein Thema mehr. Du bemerkst sie kaum, während du sie ausführst.

Das Gleiche passiert beim Teufelskreis der Angst. So braucht es am Anfang noch die Bewertung »Oh Gott, hoffentlich habe ich keinen Herzinfarkt!«, damit die Angst entsteht oder sich steigert. Später automatisiert der Körper den Weg zwischen Symptom und Angst. Die Bewertung wird überflüssig. Irgendwann ist die Verknüpfung zwischen dem Anzeichen und der Panik so stark, dass eine wahre Angst-Autobahn im Gehirn befahren wird. Und das immer öfter und immer schneller.

So war es auch bei mir. Wie ich schon andeutete: Bei mir reichte irgendwann allein das Geräusch der Sirene eines vorbeifahrenden Krankenwagens, ein kleines Stechen im Brustraum, das Wort »Prüfung« oder »Gesundheit« irgendwo geschrieben – und schon überrollte eine Panikattacke blitzschnell meinen Körper.

Wenn sich der Teufelskreis im Gehirn etabliert hat, können Panikattacken rasend schnell auftauchen – scheinbar grundlos.

Wenn du so etwas kennst: Wir werden uns im dritten Kapitel anschauen, wie du in einer Situation von Angst oder Panik direkt und schnell agieren kannst. Danach werden wir betrachten, wie du langfristig aus der Klammer der Angst herauskommen, dein Gehirn wieder umprogrammieren und dich befreien kannst.

Wesentlich ist dafür auch die Ebene der Bewertung. Denn mit unserer Einschätzung des Geschehens können wir die Situation verschärfen oder mildern. Wir bewerten den ganzen Tag ständig und alles um uns herum, und die Art der Beurteilung kann Stress oder Entspannung auslösen. Denn ob wir uns sorgen oder positiv über unsere Zukunft denken, macht einen enormen Unterschied. Bleiben wir zunächst aber bei dem, was die Angst mit uns machen kann. Was wir nämlich mit einer »Angst-Biografie« fast immer entwickeln, ist eine Angst vor der Angst selbst.

Angst vor der Angst – und unsere Vermeidungsstrategien

Ich hatte mir ein Blutdruckmessgerät besorgt, das ich fast überallhin mitnahm. Es konnte nicht nur den Blutdruck messen, sondern auch anzeigen, wenn das Herz aus dem Rhythmus geriet. Ich war zuvor bereits bei drei verschiedenen Kardiologen gewesen, die mir alle versichert hatten, dass mein Herz kerngesund sei. Dennoch hatte ich meinen Finger fast immer am Handgelenk, um den Puls zu kontrollieren, wenn ich das Messgerät nicht dabeihatte oder nicht öffentlich auspacken wollte. Ich vermied zu dieser Zeit die meisten Orte, weil ich Angst davor hatte, wieder eine Panikattacke zu bekommen oder die starken Ängste aushalten zu müssen. Ich vermied fast alle Gespräche mit anderen Menschen, machte immer weniger Sport, und mein Wohlfühlbereich schrumpfte und schrumpfte. Ich hatte eine lähmende Angst vor der Angst entwickelt.

Ich komme auch damit wieder auf den gleichen Punkt. Auf das gleiche Grundproblem: Indem wir der Angst nicht begegnen, um sie zu erleben, wird sie stärker. Indem wir vor ihr fliehen, wird sie im Verbund mit den typischen Symptomen zum Schreckgespenst. Allein die Erwartung, dass in einer bestimmten Situation oder bei einer Tätigkeit Angst auftreten könnte, führt bei vielen dazu, dass sie die Situation oder Tätigkeit meiden – auch wenn sie sie eigentlich mögen und wissen, dass sie ihnen guttut. Durch das Vermeidungsverhalten wird der eigene Wohlfühlbereich immer kleiner, und wir verlieren Stück für Stück das Vertrauen in uns selbst.

Es ist wie bei einem kleinen Mädchen, das über Wochen jede Nacht angsterfüllt wach liegt, weil es glaubt, da sei ein Monster unterm Bett. Und je länger es nicht nachschaut, umso mehr Gedanken drehen sich um das Monster. Von Nacht zu Nacht wird es in seiner Vorstellung größer und gruseliger.

> Erst wenn das Mädchen den Mut findet, unters Bett zu schauen, wird es erkennen, dass es nie ein Monster gegeben hat.

Ein kluger Zen-Mönch hat in einem Retreat einmal zu mir gesagt: »Peter, Angst ist der Widerstand gegen zukünftige Erfahrungen.« Es hat lange gedauert, bis ich die Tiefe und die Weisheit dieses Satzes verstanden hatte. Ja, Angst ist der Widerstand gegen zukünftige Erfahrungen. Die Angst tritt auf, weil sich unser Geist aufgrund vergangener Erfahrungen Zukunftsszenarien ausmalt, die unangenehm sein dürften. So versucht er zu vermeiden, dass wir solche Situationen erleben werden. Er will, dass wir noch gegensteuern. Er will nicht, dass wir Scham, Schuld, Angst, Traurigkeit oder Verzweiflung erleben. Dass wir körperliche Symptome durchleiden. Doch wenn wir alle Situationen vermeiden, in denen so etwas Unangenehmes auftauchen könnte, machen wir niemals die Erfahrung, dass es okay ist, das schwierige Erlebnis zu überstehen. Und wir machen vor allem nicht die Erfahrung, dass wir die körperlichen Empfindungen oder Emotionen einfach durchleben können, ohne dass etwas wirklich Schlimmes passiert.

Wenn du unangenehme Situationen nie wirklich mit einem offenen, friedvollen Geist durchlebt hast, hast du sie als negative oder sogar lebensbedrohliche Erlebnisse in deinem Gehirn abgespeichert, die vermieden werden müssen. Und diese Verknüpfung wird jedes Mal aktiviert, wenn du dich wieder in dieser oder einer ähnlichen Situation befindest oder nur in ihre Nähe rückst. Das heißt, dein Gehirn will keine weiteren unangenehmen Erfahrungen machen und ist dafür bereit, deinen Lebensraum immer weiter einzuschränken. Die Angst, die es dir schickt, hilft ihm dabei.

Was willst du vermeiden?

Lass uns hier gleich eine Reflexion dazu vornehmen. Frag dich einmal: Was bist du nicht bereit zu erfahren? Nicht vor welcher Situation, sondern vor welcher Erfahrung hast du Angst? Eine Situation ist abstrakt, die direkte Erfahrung ist dagegen konkret. Schreib dir einmal auf, welche Erfahrung es genau ist, die du nicht durchleben möchtest. Geh am besten ins Detail, zum Beispiel:

- »Ich habe bisher vermieden, den Kloß im Hals zu spüren, wenn ich vor vielen Menschen etwas sagen soll.«
- »Ich habe bisher die Traurigkeit vermieden, die mich befällt, wenn Leute sehen, dass ich rot anlaufe.«
- »Ich habe vermieden, die Unruhe und Anspannung zu erleben, die in herausfordernden Situationen häufig auftreten.«
- »Ich habe vermieden, das Gefühl der Zurückweisung zu erleben, das auftauchen könnte, wenn ich eine attraktive Frau bzw. einen attraktiven Mann anspreche.«

- »Ich habe das Unwohlsein dabei, nicht verstanden zu werden, vermieden, das in wichtigen Gesprächen auftauchen kann.«
- »Ich habe vermieden, die Peinlichkeit zu spüren, wenn ich merkte, dass ich mich nicht abgrenzen kann.«
- »Ich habe bisher vermieden, meine Wut zu spüren, wenn ich mich ungerecht behandelt fühlte.«
- »Ich habe bisher vermieden, das Gefühl, nicht zu genügen, zu spüren, wenn ich etwas nicht gut oder nicht pünktlich geschafft habe.«
- »Ich habe vermieden, die Unsicherheit zu spüren, wenn ich allein verreise oder allein essen gehe.«

Was ist es bei dir? Welche Erfahrung lehnst du ab und erzeugst damit unbewusst Angst?

Du wirst erkennen, dass es gar nicht so leicht ist, das zu benennen, vor dem du all die Zeit weggelaufen bist. Aber mit etwas Übung wird es dir leichtfallen. Und mit den weiteren Anregungen in diesem Buch wirst du immer deutlicher erkennen, dass das, was du vermeidest, weniger schlimm ist als deine Vorstellung davon in deinem Kopf.

Meine Strategie, meine Ängste und alles damit Zusammenhängende nicht erleben zu müssen, war wegzulaufen. Im wahrsten Sinne des Wortes: Ich lief einfach weg. Wenn es in meiner Brust stach, bin ich sofort zur Toilette gerannt. Dort habe ich meinen Puls gecheckt und bin dann meistens nach Hause gegangen, um mich dort zu beruhigen. Was zu Beginn nur in der Vorlesung in der Hochschule passierte, wurde bald mein Alltag. Ich machte Sport und merkte, wie mein Herz stolperte – meine Reaktion: Sofort raus hier! Wenn ich bei Familientreffen anfing zu schwitzen und bemerkte, wie ich unruhig wurde – sofort Rückzug in ein anderes Zimmer. Treffen mit Freunden, der Magen drückt – sofort nach Hause. Allen körperlichen Symptomen bin ich mit Weglaufen begegnet.

Aus dem Weglaufen wurde schnell komplettes Vermeiden. In die Hochschule musste ich mich zwingen, sie war meinen Überzeugungen nach so wichtig, dass ich dort nicht kneifen wollte. Aber wo es nur ging, blieb ich zu Hause. Ich mied Treffen mit Freunden, später auch mit der Familie. Mein Bewegungsradius wurde immer kleiner, und ich fühlte mich nirgendwo mehr sicher. Und das alles, weil ich nicht in der Lage war, die Angst auszuhalten. Ich hatte Angst vor der Angst. Angst davor, ihre Auswirkungen in mir fühlen zu müssen.

Auch Sorgen, die uns nachts nicht schlafen lassen, sind im Grunde Vermeidungsstrategien. Unser Gehirn versucht, durch das Grübeln Wege zu finden, damit wir bestimmte Erfahrungen in der Zukunft nicht machen müssen. Den Ausweg aus der Grübelfalle stelle ich dir im fünften Kapitel unter der Überschrift »Der Zukunft den Schrecken nehmen« vor: Wenn wir nämlich mit dem in Frieden kommen, was wir bisher unbedingt vermeiden wollten, dann braucht es die Angst nicht mehr. Wir werden frei.

Die ungesunde Gewohnheit, vor jedem Schmerz davonzulaufen

Wir brauchen uns nicht zu wundern, dass es uns so schwerfällt, uns unseren Emotionen zu stellen. Unsere Erziehung und unsere gesamte Gesellschaft sind darauf ausgelegt, Schmerz zu vermeiden. Wir sind kollektiv so weit gekommen, dass wir fast jedem Schmerz, und sei er noch so klein, irgendwie entkommen können. Das gilt für emotionalen wie auch für physischen Schmerz. Leichter Hunger? An jeder Ecke finden sich Fast-Food-Angebote, ein Geschäft oder ein Kühlschrank. Kopfschmerzen? Eine Tablette ist nie weit. Langeweile? Genügend Ablenkungen auf jedem Bildschirm, in jedem Club, in tausend Angeboten.

Diese Tendenz, unangenehmen Empfindungen so schnell wie möglich zu entkommen, hat natürlich einen biologischen und zunächst auch sinnvollen Ursprung. Jedes Tier versucht, Schmerz zu vermeiden. Denn er ist nicht nur unangenehm, meist zeigt er ja Verletzungen an, und die können unser Überleben gefährden. Doch die Tendenz zur Schmerzvermeidung wurde gesellschaftlich so perfektioniert, dass manche von uns mittlerweile völlig unfähig sind, überhaupt noch irgendeiner Form von Schmerz oder unangenehmer Empfindung zu begegnen. Das gilt vor allem für emotionalen Schmerz. Der wird im gleichen Gehirnareal verarbeitet wie physischer. Es ist für unser Gehirn einfach »Schmerz«, dem es zu entkommen versucht, weil es keinen anderen Umgang damit trainieren durfte.

Was beim emotionalen Schmerz verschärfend hinzukommt, ist, dass wir daraus ein gesellschaftliches Tabu gemacht haben. Nur sehr wenige Emotionen sind sozial akzeptiert und dürfen öffentlich gezeigt werden. Oder wann hast du das letzte Mal jemanden vor anderen aufrichtig weinen sehen? Wann hast du das letzte Mal jemanden gesehen, der seine Angst offen gezeigt oder kommuniziert hat? Wann hast du das letzte Mal jemanden gesehen, der lachend durch die Stadt getanzt ist?

Es ist nur ein schmales Band an Emotionen gesellschaftlich erlaubt. Der Rest gehört hinter verschlossene Türen. Aber selbst dort wird die breite Palette an Gefühlen nicht ausgelebt. Wir halten sie tief in uns verschlossen, verdrängt und oft genug vor uns selbst verborgen. Sowohl die schwierigen als auch die schönen.

Vielleicht kommen dir die folgenden Aussagen vertraut vor. In welchen erkennst du dich wieder?

- »Emotionen zu zeigen ist eine Schwäche.«
- »Männer weinen nicht.«
- »Männer müssen stark sein.«
- »Diese Frauen mit ihren Gefühlen sind doch einfach nur hysterisch.«
- »Ich sollte mich nicht traurig fühlen.«
- »Es ist etwas falsch mit mir, wenn ich mich antriebslos fühle.«
- »Gefühle sind Zeitverschwendung.«
- »Menschen mit zu vielen Emotionen haben sich nicht unter Kontrolle.«
- »Ich möchte kein Sensibelchen sein.«
- »Was sollen Gefühle schon bringen?«
- »Gefühle sind nicht wichtig.«
- »Ich bin nicht wichtig genug, hier meine Gefühle auszubreiten.«
- »Ich muss mich um andere kümmern und habe für mich und meine Gefühle keine Zeit.«
- »Es ist egoistisch, sich um sich und die eigenen Gefühle zu kümmern.«
- »Mit mir ist etwas falsch, wenn ich so etwas fühle.«
- »Ich würde mich schämen, mich so zu zeigen.«

Diese gesellschaftliche Stigmatisierung von Emotionen, die daraus folgende Prägung und Erziehung in Kombination mit der intuitiven Tendenz, Schmerzen zu vermeiden, führt zu dem Problem, dem wir uns heute gegenübersehen: Wir sind unfähig, mit schwierigen und schmerzhaften Emotionen umzugehen. Wir versinken immer mehr in Angst und Depression. Und die positiven Gefühle stehen uns als Ressourcen auch nur sehr eingeschränkt zur Verfügung.

Statt uns unseren inneren Regungen zuzuwenden und zu lernen, wie wir mit ihnen *sein* können, versuchen wir, sie nicht zu haben oder sie, wenn sie sich nicht verhindern lassen, nicht zu spüren. Vier wesentliche Strategien nutzen wir dabei:

1. **Verdrängen**: Das geschieht vor allem über das Ablenken. Wir beschäftigen oder füttern uns mit irgendetwas und drängen die Emotionen damit in den Hintergrund. Alkoholkonsum ist typisch, übermäßiges Essen, Shopping, am Smartphone herumspielen, in den sozialen Netzwerken lesen und posten, mit Freundinnen tratschen und so weiter. Im Grunde genommen ist es jede Tätigkeit, die wir eher unbewusst ausüben.
2. **Weglaufen**: Dies kann direktes Weglaufen sein, wie ich es jahrelang praktiziert habe. Sobald es unangenehm wurde, habe ich physisch die Situation verlassen. Es kann aber auch der Urlaub sein oder die Wochenendreise, mit der wir vor unseren Gefühlen fliehen.
3. **Projizieren**: Hierbei übertragen wir unsere Emotion in unserer Vorstellung auf jemand anderen. Wir schimpfen, dass jemand aggressiv sei, dabei wollen wir unsere eigene Aggression nicht spüren und nicht wahrhaben. Wir halten andere für ängstlich, dabei wollen wir unsere eigene Angst nicht sehen. Wir beschäftigen uns mit den Angelegenheiten anderer, dichten ihnen etwas an und brauchen so nicht bei uns selbst zu schauen.
4. **Grübeln**: Bei dieser Strategie gehen wir in den Kopf und denken dort in Endlosschleifen über die Vergangenheit und die Zukunft nach. Das verhindert zuverlässig, dass wir unsere Emotionen und Körperempfindungen wahrnehmen, denn die existieren nur in der Gegenwart.

Solche Strategien sind uns natürlich fast nie bewusst. Wir greifen intuitiv auf früher angelernte oder irgendwann einmal funktioniert habende Tools zurück. Wenn unser Gehirn gelernt hat, dass das Angstempfinden geringer wird, wenn wir weglaufen, wird es die Tendenz haben, uns in einer erneuten Angstsituation zum Rückzug zu animieren. Oder wenn das Gehirn gelernt hat, dass ein Glas Wein hilft, die Ängste zu betäuben, werden wir wieder auf Alkohol zurückgreifen, wenn diese auftauchen. Das gilt für alle vier Strategien, die wir oftmals auch im Mix anwenden.

Diese Vorgehensweisen führen natürlich nicht gleich zu psychischen Erkrankungen. Aber stell dir vor, die Lebenssituation eines Menschen wird herausfordernder und schwieriger. Dann nehmen auch die Ängste und Sorgen zu – und wenn ihm nichts weiter als Alkohol, Shopping oder Weglaufen einfällt, kann das kaum gut ausgehen.

Die Alternative ist immer wieder die gleiche: Wenn wir gut mit unseren Emotionen umgehen lernen wollen, dann müssen wir dem Schmerz begegnen. Dann müssen wir der Angst begegnen. Und genau darum geht es hier in diesem Buch.

Dem Schmerz begegnen

Wenn ich schreibe und es sogar als Lösung vorschlage, »dem Schmerz zu begegnen«, dann meine ich damit auf keinen Fall, die Zähne zusammenzubeißen, sich durchzukämpfen, etwas zu ertragen und schließlich aus einem langen Ringen siegreich hervorzugehen. Wenn ich davon spreche, dem Schmerz zu begegnen, spreche ich davon, sanft und sensibel zu werden. Dem Schmerz ins Gesicht zu blicken, ihm Raum zu geben, ihn zu erforschen und nicht, ihn zu ertragen. Ihn zu umarmen, nicht mit ihm zu kämpfen. Ich spreche davon loszulassen, statt sich irgendwo festzuklammern.

Dem Schmerz zu begegnen heißt, sanft, liebevoll und sensibel zu werden. Und genau dadurch stark.

Wenn die Lösung doch so einfach ist, warum kämpfen wir dann derartig hartnäckig dagegen an, Angst oder einen anderen Schmerz, eine andere unangenehme Empfindung oder Emotion zu spüren? Du denkst jetzt vielleicht: »Was soll diese blöde Frage? Weil es wehtut!« Aber ist es wirklich der Schmerz selbst, der schmerzt? Oder ist es ein anderes Element?

Wenn wir bereit sind, genauer hinzuspüren, erkennen wir, dass nicht der Schmerz oder die Angst das Problem ist, sondern unser Kampf und der Widerstand dagegen. Sehr viele Menschen, die sich eine regelmäßige Meditationspraxis angewöhnt haben, können davon berichten, was auch ich intensiv erlebt habe. Ich habe in meinem Buch *Meditation. Stress und Ängste loswerden und endlich den Geist beruhigen* bereits davon erzählt. Es war auf meinem ersten Retreat. Mehrere Tage lang nichts anderes als Sitzmeditation, Gehmeditation, Essen und Schlafen. Das alles schweigend gemeinsam mit anderen Menschen. Startpunkt in der Früh, jeweils um halb fünf. Ich war hochmotiviert, glücklich und dankbar, mir diese Erfahrung zu gönnen. Die ersten jeweils einstündigen Meditationssitzungen konnte ich gut meistern. Natürlich schweifte mein Geist sehr oft ab, doch ich konnte ihn zurückholen und die Zeit über gut dabeibleiben.

Bis der Schmerz anfing.

Im Rücken zwischen den Schulterblättern und im Knie machte er sich bemerkbar. Und er wurde schlimmer. Jedes Mal, wenn ich eine Weile auf meinem Kissen gesessen hatte, ging es los. Stechen. Brennen. Es war bald kaum noch zu ertragen. In meinem Kopf rasten die Gedanken, warum ich mir das hier überhaupt antat, dass das sowieso alles keinen Sinn hat und dass ich mir wahrscheinlich die Knochen und Gelenke zerstöre, wenn ich nicht endlich aufhöre, hier herumzumeditieren. Auch emotional ging ich durch einiges durch: Selbstmitleid, Angst, Wut auf den Zen-Meister und die anderen Teilnehmer, die scheinbar problemlos, kerzengerade und reglos auf ihren Kissen saßen. Ich hingegen konnte nur noch an meine Schmerzen denken. Manchmal versuchte ich eine kleine Veränderung der Position – peinlich daran denkend, was die anderen wohl jetzt von mir halten würden –, aber die Linderung hielt nie lange an.

Am vorletzten Tag geschah dann etwas Besonderes. Während der abendlichen Meditation nahmen die Schmerzen ein schier unerträgliches Ausmaß an. Meine Beine zitterten, und ich fing an zu schwitzen. Mir wurde zugleich heiß und kalt. Ich befürchtete sogar, ohnmächtig zu werden und einfach vom Meditationskissen zu kippen. Als es kaum noch aushaltbar war, hatte ich zwei Möglichkeiten: Entweder ich stehe auf und gehe – oder ich gebe auf und lasse den Schmerz da sein. Intuitiv traf mein System die Entscheidung, den Kampf aufzugeben … und in diesem Augenblick löste sich all das Leid auf. In meinem Geist kehrte für einen kurzen Moment vollkommene Stille ein. Alles war auf einmal weit und klar. Ich konnte zwar immer noch hitzeartige Empfindungen in meinem Körper wahrnehmen, aber ich saß ruhig da und beobachtete das alles nur noch ohne jeglichen Widerstand. Es war ein Zustand tiefster Versenkung im gegenwärtigen Moment. Zu meinem Erstaunen war ich für eine kurze Zeit die rein beobachtende Instanz des ganzen Schauspiels. Ich erfuhr, was ich später durch Shinzen Young lernen durfte, nämlich dass Leid = Schmerz + Widerstand ist. Dass Schmerzen da sein können, aber das Leiden unter ihnen optional ist. Und dass es sich bei Leiden immer um einen Widerstand unseres Verstandes gegen den jetzigen Augenblick handelt.

Genau das gilt für die Angst aus meiner Erfahrung genauso: Leid = Angst + Widerstand.

Angst ist sicher (ja, wirklich)

Es ist nie die Situation im Außen, vor der wir Angst haben. Es ist nicht der Vortrag, vor dem du Angst hast. Es ist nicht einmal das, was die Leute im Publikum über dich denken könnten, wovor du Angst hast. Es ist die Traurigkeit, die du erlebst, wenn die Leute schlecht über dich reden. Es ist das Herzklopfen und das Schwitzen vor dem Auftritt, was du nicht magst. Es ist der Schwindel und die Sorge, dass du auf der Bühne umfallen könntest, die du am liebsten vermeiden würdest und vielleicht auch tatsächlich vermeidest, indem du keine Vorträge hältst.

Es ist nie die äußere Situation, weil du die Welt nicht fühlen kannst. Du kannst nur dein Innenleben fühlen, und genau dagegen bist du im Widerstand.

All die körperlichen Symptome, die angstbedingt auftreten, sind zunächst harmlos. Unangenehm, logisch. Gefährlich, nein. Das Schwitzen, das Herzrasen und der Schwindel, die bei Angst auftreten können, sind normale Begleiterscheinungen dieser Emotion. Sie sind also nicht das Problem.

Und auch die Angst ist nicht das Problem. Denn, wie ich gern sage: Angst ist sicher. Ja, sie ist unangenehm. Höchst unangenehm sogar. Und wir wollen am liebsten vor ihr weglaufen, sie verdrängen oder anderweitig loswerden. Aber sie ist keine reale Bedrohung! Und das dürfen wir nicht nur rational verstehen, sondern unser ganzes System darf das begreifen. Vor allem die Amygdala, unser Mandelkern mitten im Gehirn, der für Emotionen und speziell für die Angst zuständig ist. Es verstandesmäßig zu verstehen ist eine Seite der Medaille. Unser Neokortex, der Sitz unserer Ratio, kann in der Angstsituation zur Amygdala funken: »Hey, alles gut, Schwindel, Schwitzen, Benommenheit sind ganz normale Angstreaktionen. Es ist nicht gefährlich, entspann dich.« Oder er ruft: »Mach dir keine Sorgen, selbst wenn der Vortrag schiefgehen würde, leben wir weiter.« Das kann helfen, da der Neokortex emotionsregulierend eingreifen kann – allerdings nur bis zu einem gewissen Grad. Denn wir wissen allzu gut, wie es ist, wenn uns ein Freund sagt, dass wir keine Angst vor dem Vortrag haben müssen, weil doch nichts Schlimmes passieren kann. Das hilft uns im seltensten Fall.

Wirklich verändern kann sich unser Erleben nur ganz allmählich auf der Erfahrungsebene. Unser limbisches System und unsere Amygdala müssen neue Erfahrungen machen, die ihre Verschaltungen langsam umbauen. Und genau das passiert über das Durchfühlen dessen, was wir bisher nicht fühlen wollten. Durch das bewusste Durchleben der Angst und ihrer Begleiterscheinungen. Durch Achtsamkeit und das wirkliche Hinsehen.

»Aber was, wenn …?«

Wenn es in der Achtsamkeitsakademie um das Thema Ängste geht und wir dazu kommen, dass wir sie bewusst erleben dürfen, höre ich regelmäßig von drei verschiedenen Sorgen der Teilnehmerinnen und Teilnehmer:

1. **Es hört nicht auf!** Die Menschen sind darüber besorgt, dass die Angst, wenn sie sich erst bewusst darauf einlassen, nicht mehr aufhört. Dass sie ewig in der Emotion gefangen sind und es nicht schaffen, dass die Angst wieder nachlässt und sie aus ihr herausfinden.
2. **Das Empfinden wird zu intensiv.** Viele fürchten, dass sie die Schleuse eines riesigen Stausees öffnen, wenn sie sich auf die Angst einlassen. Alles, was sich über Jahrzehnte angestaut hat, könnte dann über sie hereinbrechen – viel zu intensiv.
3. **Kontrollverlust.** Die dritte Angst geht in die Richtung des kompletten Kontrollverlusts. Es ist letztlich die Sorge, »durchzuschmoren« und verrückt zu werden.

Diese Sorgen zeigen, wie wenig Erfahrung die meisten Menschen damit haben, Emotionen zu erleben. Nach meiner Kenntnis sind diese Ängste unbegründet, denn Angst ist eine Emotion, die den Körper wie eine Energiewelle durchflutet. Wenn wir nichts dazutun, keine Geschichte an sie hängen und nicht gegen sie ankämpfen, verlässt sie den Körper von allein wieder. Wir werden uns das in den nächsten Kapiteln noch genauer anschauen. Und wenn du dir sehr unsicher bist, dann lade ich dich nochmals ein: Such dir eine erfahrene Begleitung oder ein Seminar, damit du die Erfahrung nicht auf dich selbst gestellt durchleben musst.

Ein neuer Umgang mit der Angst

Bevor wir in die Praxis einsteigen, möchte ich noch einen Punkt ansprechen, der mir sehr wichtig ist: den Wunsch, normal zu sein. Aus meiner Sicht ist diese Sehnsucht nämlich mitursächlich für so viele unserer Ängste, für unsere Selbstzweifel und für unsere Unfähigkeit, mit Emotionen umzugehen.

Ich habe mich immer für meine Ängste geschämt. Ich habe versucht, die Unsicherheit, die innere Unruhe und die Angst in mir zu verstecken. Ich habe eine Maske aufgesetzt, um weiter zu funktionieren und den Anschein zu wahren, dass alles in Ordnung ist. Und ich weiß, so geht es vielen. Aus der Erfahrung mit Tausenden von Menschen, die ich bereits ein Stück ihres Lebensweges begleiten durfte, weiß ich, dass unglaublich viele von uns das Gefühl oder sogar die tiefe Überzeugung haben, dass mit ihnen etwas nicht stimmt. Sie haben Angst, psychisch irgendwie »krank« zu sein, und daher den sehnlichsten Wunsch, einfach »normal« zu funktionieren.

Auch mein innigster Wunsch inmitten meiner stärksten Angstphasen war es, einfach »normal« zu sein. Normal, so wie scheinbar alle um mich herum. Klar waren die meisten nicht wirklich glücklich, aber sie funktionierten. (Auch wenn das so nicht stimmt, wie die Zahlen der Krankenkassen oder der Stressreport der Bundesregierung erkennen lassen: Fast ein Drittel der Gesellschaft befindet sich am Rande der psychischen oder physischen Leistungsgrenze.)

Der Wunsch, normal zu sein

Was aber ist eigentlich »normal«? Das Wort kommt von »Norm«, was wiederum bedeutet: Normal ist das, was als das Übliche, das Richtige angesehen wird. Und wenn »normal« sein »richtig« sein bedeutet, heißt das im Umkehrschluss: Wenn man nicht normal ist, ist man falsch. Und genau so fühlen sich viele Menschen. Mit ihnen stimmt etwas nicht. Irgendwie scheint es ihnen falsch, die Gedanken zu haben, die sie haben. Die Gefühle. Das Verhalten. Die Sehnsüchte. Als gäbe es irgendwo ein Buch, in dem steht, was die Norm ist und was nicht.

Natürlich wissen wir, dass es dieses Buch nicht gibt, aber wir alle haben tief in uns eine Art »Norm-Kompass« verinnerlicht. Wir haben ihn seit der Kindheit antrainiert bekommen, damit wir nie vergessen, was »richtig« und was »falsch« ist. Und sobald wir uns außerhalb dieser verinnerlichten Norm wiederfinden, kämpfen wir uns nach Kräften in den Normbereich zurück. Denn wenn wir »normal« sind, werden wir gemocht, akzeptiert oder zumindest nicht getadelt oder ausgeschlossen. So unsere Erfahrung.

> Der Wunsch nach dem »Normalsein« ist der Versuch, sich in das enge Vorstellungskorsett der Gesellschaft und der elterlichen Erziehung zu zwängen.

Ich bin vor drei Jahren Papa geworden und darf miterleben, wie die Vorstellung von Norm in frühester Kindheit, sogar schon im Mutterleib beginnt. Es wird bereits dort ständig geprüft, ob Gewicht, Größe, Kopfumfang und so weiter in den verschiedenen Entwicklungsphasen normal sind. Kaum ist das Kind auf der Welt, wird es – manchmal noch bevor es der Mutter gegeben wurde – gemessen und gewogen, um es in eine Schablone sortieren zu können. Ist irgendein Wert außerhalb der Norm, werden die Alarmglocken geläutet. Es wird Angst geschürt.

In den kommenden Jahren wird das Kind mithilfe von Sprechstunden, Apps, Büchern und im Vergleich mit gleichaltrigen Kindern ständig weiter daraufhin geprüft, ob es sich »normal« entwickelt. Es wird geschaut, ob es im richtigen Zeitraum anfängt zu laufen, zu sprechen oder zu spielen. Und wenn es, wie unser Sohn, nicht zum genormten Zeitpunkt den Kopf hebt, werden die Eltern vom Kinderarzt schief oder besorgt angeschaut, und es heißt: »Das ist nicht normal.«

Dieses bedenkliche Kontrollieren in den ersten Lebensjahren ist aber nur der Anfang. Denn sobald das Kind in das heute vorherrschende Schulsystem eintritt, gehen das ständige Bewerten und Kategorisieren erst so richtig los. Es wird auch hier nicht als individuelles Wesen mit eigenen Charakterzügen, Stärken, Schwächen und Bedürfnissen gesehen, sondern in ein irrsinniges Raster von Schulnoten gezwängt. Nicht nur, dass es dementsprechend bewertet wird, sondern Lob, Anerkennung und leider allzu oft auch Liebe werden davon abhängig gemacht, wie gut seine Noten sind. Fällt das Kind durchs Raster, erlebt es die Ängste oder Sorgen der Eltern. Und da sind wir bei dem unterschwelligen Gedanken und dem dazugehörigen Gefühl, die so viele von uns ein Leben lang quälen: Mit uns stimmt etwas nicht. Wir sind nicht richtig.

Vielleicht kennst du noch Aussagen wie »Du warst kein einfaches Kind« oder aber auch »Du warst so ein braver Junge«. Beides schafft die Vorstellung, dass es ein »richtig« und ein »falsch« gibt, wie du sein kannst. Wenn wundert es da, wenn wir als Erwachsene von Selbstzweifeln und Ängsten zerfressen sind? Vor allem, wenn wir es in den größeren Herausforderungen des Lebens nicht mehr schaffen, das Bild des »normalen« Mitmenschen aufrechtzuerhalten.

Normal – und dann?

Reflektiere einmal: Wie hat der Versuch, normal zu sein und den Vorstellungen deines Umfelds zu entsprechen, dein Leben bisher beeinflusst? Wo schafft er Selbstzweifel oder sogar Ängste?

Ich möchte hier einen essenziellen Teil meiner Philosophie mit dir teilen, der auch beim Thema Ängste erleichternd sein kann. Ich bin nämlich überzeugt davon, dass *jede* unserer Erfahrungen genau so richtig ist, wie sie in diesem Moment ist. Dass jeder Mensch genau so richtig ist, wie er ist.

Jeder Mensch ist richtig, so wie er ist.

Du bist richtig, so wie du bist.

Unser Universum ist, wenn man der Wissenschaft Glauben schenkt, etwa 13,8 Milliarden Jahre alt. 13 800 000 000 Jahre! Und noch nie hat es in all dieser Zeit irgendein Wesen gegeben, das genau die Erfahrung gemacht hat, die du gerade machst. Dein Erleben ist das Einzigartigste, was du dir nur vorstellen kannst. Es gab noch nie etwas oder jemanden, das identisch mit dir heute war oder ist. Deine gegenwärtige Erfahrung gab es noch nie zuvor und wird es in allen Details nie wieder geben.

Und sie könnte nicht anders sein, als sie ist. Nur unser konditionierter Verstand möchte immer etwas anderes erfahren, statt sich auf die Erfahrung einzulassen, die wir eben gerade machen. Gerade diese Spaltung zwischen dem, was ist, und dem, was unser Verstand gern hätte, ist der Ursprung des Leidens.

Mein Raus-aus-der-Angst-Tipp

Nimm das Geschenk deiner derzeitigen Erfahrung an. Sie ist einzigartig. In jedem Augenblick wieder. Noch nie hat jemand oder etwas das Leben so erlebt wie du jetzt. Wie auch immer es sich dir in diesem Augenblick zeigt – wie könnte es falsch sein?

Das alles bedeutet nicht, dass wir uns nicht entwickeln, nicht wachsen und keine gesünderen Wege finden sollten, wie wir mit unseren Sorgen und Ängsten umgehen können. Natürlich dürfen und sollten wir das. Ich liebe an dieser Stelle den bekannten Ausspruch des Zen-Meisters Shunryū Suzuki, der einer der Väter des amerikanischen Zen-Buddhismus und Gründer der San Francisco Zen Community war: »Du bist perfekt, so wie du bist! Und da ist viel Raum für Wachstum.«[3]

So wie du in diesem Moment die Welt erlebst, so wie du dich in diesem Moment erfährst, ist es genau richtig. Ja, genau richtig. Und wenn dein Kopf jetzt sagt »Nee, ich bin nicht richtig, ich will dies und jenes nicht, ich will das erleben und das nicht mehr erleben …« oder wenn er zu seinem »Ja gut, aber …« ansetzt, dann ist genau das der innere Kampf gegen den jetzigen Moment, der die Quelle deines Leidens darstellt. Die Quelle deiner Ängste.

Ich bin nicht normal, du bist nicht normal

Die Ängste, die wir bewusst erleben oder die unbewusst unser Leben bestimmen, entstehen durch den verzweifelten Wunsch, den Ansprüchen und Normen zu entsprechen, obwohl sich ein tiefer Aspekt unseres Selbst nach Freiheit, nach Authentizität, nach Angenommen-Werden sehnt. Wir haben Angst, auf irgendeine Weise zu versagen – und das heißt nichts weiter, als dass wir den Normen eines »richtigen« Lebens entsprechen wollen.

Aber wenn du, wenn ich, wenn jede und jeder einzigartig ist, dann sind wir nicht normal. Dann gibt es keine Norm, denn Individuen lassen sich nicht mit einer Schablone sortieren. Es ist nicht möglich. Halten wir also fest:

Du bist nicht normal, und ich bin nicht normal. Im Grunde genommen ist niemand normal.

Nicht nur, dass die Angst vorm Nichtnormalsein dafür sorgt, dass wir ständig an uns und unserem Leben zweifeln. Sie sorgt auch dafür, dass wir den jetzigen Moment verpassen, weil wir einer Vorstellung von uns und dem Leben nachjagen. Wir haben eine nie hinterfragte Vorstellung davon, wie ein normales Leben sein sollte, und in dieser Idee hängen wir mit unseren Gedanken fest. Wir verurteilen das an uns, was nicht der Norm entspricht, und wünschten, dass es anders wäre. Damit verlieren wir die Verbindung zum Leben und zur Freude an der Schönheit des jetzigen Moments. Wir verlieren die Freude an uns selbst.

Stell dir vor, jede Wolke, jeder Baum hätte das Bedürfnis, »normal« zu sein. Also genau wie jede andere Wolke, wie jeder andere Baum. Wie eintönig hässlich wäre die Natur. Alles gleich. Alles genormt. Alles trist wie eine Plattenbausiedlung, wie nur der Mensch sie erzeugen kann. Die Schönheit der Natur ist die Individualität jedes einzelnen Blattes – keines ist normal. Und so ist auch deine Schönheit deine Einzigartigkeit.

Ich liebe es, wenn sich Menschen so zeigen, wie sie sind. Wenn sie ihre Unsicherheit zeigen, sich authentisch so zeigen, wie sie sich fühlen, und das ausdrücken, was in ihnen ist, ob es Freude ist oder Angst.

Du bist ein einzigartiger Ausdruck des Lebens, und wenn du diese Wahrheit für dich erkennst, wirst du mit mehr Glück, Freude und Erfüllung beschenkt, als du dir vorstellen kannst. Das passiert nicht von heute auf morgen. Es braucht eine ständig neue Erlaubnis an dich selbst, so zu sein, wie du bist.

Mein Raus-aus-der-Angst-Tipp

Triff die Entscheidung, du selbst zu sein. Ganz und gar du. Mit allem, was zu dir gehört. Wenn du merkst, dass du dich verkrampfst, verstellst oder versuchst, gewissen Vorstellungen und Normen zu entsprechen, sag dir innerlich: »Ich erlaube mir, genau so zu sein, wie ich jetzt bin.«

Deine Freiheit, deine Verantwortung

Ich hoffe, du hast jetzt große Lust bekommen, einen neuen Weg einzuschlagen und deine Ängste mit neuen Augen zu sehen. Auf diesem Weg wird dein Gehirn mit seinen Angst-Autobahnen regelrecht umgebaut. Das Gute an unserem Gehirn ist nämlich, dass es viel flexibler ist, als wir lange angenommen hatten. Noch vor wenigen Jahrzehnten war die gängige Expertenmeinung: Das Gehirn ist etwa mit dem Erreichen des fünfundzwanzigsten Lebensjahres fertig entwickelt. Danach ändert sich nichts mehr. Heute wissen wir aus den Neurowissenschaften mit ihren bildgebenden Messverfahren, dass sich unser Gehirn ständig verändert und wir die Möglichkeit haben, es lebenslang zu formen.

Wenn wir unser Leben unbewusst verbringen, so wie es der Großteil der Menschen tut, wird unser Gehirn (das ja gern der negativen Tendenz folgt) von den Umständen, unseren Mitmenschen, unserer Arbeit und der Gesellschaft geformt. Wenn wir aber anfangen, bewusster zu werden und regelmäßig nach innen zu schauen, wenn wir Achtsamkeit praktizieren und aktiv mit unseren Gedanken und Emotionen arbeiten, dann können wir sehr viel verändern. In unserem Leben und auch in unserem Gehirn.

Wir können entscheiden, welche Informationen wir uns zuführen, mit welchen Dingen wir uns beschäftigen, wie wir unseren Tag gestalten, mit wem wir uns umgeben und auf welche Weise wir unseren Lebensunterhalt bestreiten. Wir können entscheiden, wie wir mit unseren Ängsten genauso wie mit unseren Potenzialen umgehen wollen. Die beiden goldenen Zutaten, die es braucht, sind: Bewusstheit und Verantwortung.

Bewusstheit bedeutet dabei sehr viel mehr als Wissen. Wir dürfen uns *bewusst* sein, wie uns die Welt um uns herum prägt. Wir dürfen uns *bewusst* sein, wohin wir uns entwickeln möchten. Wir dürfen uns *bewusst* sein, wenn sich unser Gehirn auf beängstigende Informationen stürzt, die uns in eine Negativspirale ziehen. Wir dürfen uns *bewusst* sein, wenn wir uns in Sorgenschleifen, im Jammern, Schimpfen oder Nörgeln befinden. Wir dürfen uns vor allem *bewusst* sein, was in diesem Moment passiert, in uns und um uns herum. Wir müssen die Welt nicht verändern, und wir müssen uns nicht verändern. Beides verändert sich von selbst, wenn wir den Moment bewusst erleben.

Gleichzeitig dürfen wir Verantwortung übernehmen. Dafür, worauf wir unsere Aufmerksamkeit lenken wollen. Dafür, was wir sagen. Dafür, was wir tun. Wir dürfen Verantwortung dafür übernehmen, dass unser Gehirn aufgrund unserer bisherigen Lebenserfahrungen und Prägungen auf eine bestimmte Weise verdrahtet wurde. Und wir dürfen Verantwortung dafür übernehmen, seine Neuronen ab jetzt neu und besser zu vernetzen.

Wenn du die Entschiedenheit in dir spürst, diese Verantwortung für dein Leben und Erleben zu übernehmen, dann bist du genau richtig in diesem Buch und seinen weiteren Kapiteln, in denen wir ganz praktisch einem neuen Umgang mit Angst und Panik Raum geben werden.

Raus aus der akuten Angst

Während wir in einer akuten Angst oder sogar Panikattacke stecken, können wir uns kaum darum kümmern, grundsätzlich über Ängste nachzudenken, die Psyche zu ergründen oder unserem Leben mehr Gelassenheit und Freude zu geben. Auch ein Achtsamkeitstraining können wir in so einem Moment kaum beginnen. Jetzt gilt es, aus der Gefahrenzone zu kommen und wieder so weit handlungsfähig und klar im Kopf zu werden, dass der Alltag funktioniert und eine gewisse Entspannung eintritt. Danach können wir uns längerfristigen Schritten zur Befreiung von der Angst zuwenden.

In diesem Kapitel möchte ich dir zeigen, wie du dich im Akutfall beruhigen und befreien kannst. Danach schauen wir uns an, wie du der Angst Schritt für Schritt weniger Raum in deinem Leben und dir mehr Entspannung mit dieser Emotion geben kannst.

Angst als Angst erkennen

Wichtig in Akutsituationen jeder Angstintensität ist der Moment, in dem du erkennst, dass es die Emotion Angst ist, womit du gerade konfrontiert bist. Das klingt vollkommen logisch, in der Realität übersehen wir genau das aber oft. Wir hätten ja keine Angst, wenn uns vollkommen klar wäre, dass keine Gefahr, sondern lediglich die Angst unser Erleben bestimmt. Diesen Satz willst du vielleicht zweimal lesen:

> Wir hätten ja keine Angst, wenn uns vollkommen klar wäre, dass keine Gefahr, sondern lediglich die Angst unser Erleben bestimmt.

Im Alltag erschafft sich unser Verstand Gefahren: Das können fehlerhaft interpretierte körperliche Symptome sein, Gedankenangebote, die uns Schlimmes voraussagen, oder eine bevorstehende Situation, die uns mit einer gewissen Wahrscheinlichkeit zwingen könnte, etwas zu erleben, was wir nicht möchten. Wir merken oft erst sehr spät, dass wir dabei Angst spüren. Je nach Bewusstseinsschwelle. Ich habe jahrelang nicht registriert, dass ich von Ängsten heimgesucht werde. Ich dachte, ich hätte eine körperliche Erkrankung, die einfach keiner diagnostizieren will.

Mein Raus-aus-der-Angst-Tipp

Wenn du dich in einer angstbehafteten Situation wiederfindest und dir das bewusst wird, benenne die Angst als solche. Sag innerlich so etwas wie: »Aha, ich erlebe Angst.« Oder auch: »Ah, meine gute alte Freundin, da bist du wieder.« Damit erreichst du eine erste Klarheit, von der aus du weitergehen kannst.

Erkennst du die Angst als solche, glaubst du auch nicht alles, was sie dir einflüstert. Du lässt sie nicht das Ruder in deiner Gedankenwelt übernehmen.

Die Rettungsanker-Frage

Angst ist eine Emotion, ein Programm deines Organismus, auf das du perfekt ausgerichtet bist. Die Angst kann dir nichts anhaben. Sie kann dir nicht schaden. Es ist eine Emotion: Energie in Bewegung innerhalb deines Körpers. Sie dient dazu, dass du dich schnell verteidigen oder fliehen kannst. Das ist ihr Sinn. Sie will dich bei Gefahr schützen.

Und damit kommt die Frage ins Spiel, die du im Moment einer Angst oder Panik stellen kannst. Sie wirkt wie ein Schwert, welches das Knäuel der aufgewühlten Gedanken, Gefühle und Empfindungen durchtrennen kann. Sie zerschlägt das Drama.

Eine Frage wie ein Schwert: Ist jetzt eine Gefahr da?

Ist jetzt eine Gefahr da? Während du im Bett liegst? Während du zu einem Vortrag fährst? Während du den Raum betrittst, in dem gleich ein wichtiges Meeting beginnt? Ist jetzt eine Gefahr da?

Wie wird es in 99 Prozent der Fälle sein? Jetzt – und dieses »Jetzt« ist wichtig – ist keine Gefahr da. Mit dieser Frage holst du dich aus deinem persönlichen Spielfilm zurück in die Realität. Dein Gehirn kann realisieren, wo du tatsächlich bist und was gerade wirklich da ist. Es merkt, dass jetzt keine Gefahr für deinen Körper oder für deinen Geist besteht. Und so kann es dafür sorgen, dass schon eine gewisse Entspannung eintritt. Die Angstenergie kann deinen Körper allmählich verlassen.

Das wird mal mehr, mal weniger gut funktionieren. Doch probier diese Frage. Immer neu. Und sei ernsthaft an der Antwort interessiert, stell die Frage nicht als Formel.

Sollte deine Antwort einmal Ja sein, dann wirst du unmittelbar aktiv. Aber das braucht dir niemand zu sagen. Dein ganzes System weiß genau, wie es sich in einer Gefahrensituation verhalten muss. So rasch kannst du gar nicht denken, wie du bei einer unmittelbaren Gefahr kämpfen oder fliehen oder anderweitig handeln wirst. Es geht unglaublich schnell, und was du tust, ist meist auch genau richtig. Du greifst blitzartig zu einem Ast, um dich festzuhalten, wenn du im Wald beim Laufen zu stürzen drohst. Du springst in Sekundenbruchteilen zur Seite, wenn ein Auto heranrast. Du fängst automatisch jemanden ab, der stolpert. Du reagierst ganz instinktiv. Und in solchen Momenten ist auch keine Zeit für ein ausgedehntes Angsterleben.

Atem und Bewegung

Dies sind zwei weitere Schlüssel für Momente voller Angst. Der Atem hat die wunderbare Eigenschaft, das autonome Nervensystem zu beruhigen. Wenn wir Angst erleben, ist unser Nervensystem aufgepeitscht, und wenn es keinen direkten Feind, keine unmittelbare Gefahr ausmachen kann, gegen die es die bereitgestellte Energie einsetzen könnte, schaukelt es sich immer weiter hoch. Mit einem bewussten ruhigen Atem kannst du hier wieder etwas Ruhe hineinbringen.

★ Ich haben für dich im Bonusbereich auch eine fünfminütige Meditation aufgenommen, die dir als SOS-Hilfe dienen kann, wenn du gerade in einer Situation akut überfordert bist. Den Link und QR-Code zum Bonusbereich findest du auf S. 36 im Kapitel »Dein exklusives Bonusmaterial zum Buch«.

Die folgende Atemübung kann dir in angstvollen Situationen helfen, dein Nervensystem wieder zu beruhigen:

Beruhigend atmen

Atme in Momenten großer Überforderung ganz bewusst länger aus als ein. Atme beispielsweise drei Sekunden lang ein und sechs Sekunden lang aus. Es können auch vier Sekunden für den Einatem sein und acht fürs Ausatmen.

Eine solche Atemtechnik wie eben beschrieben empfehle ich dir tatsächlich nur für Situationen, in denen du wirklich überfordert bist. Es ist eine Möglichkeit, der Angst zu entkommen. Gewissermaßen eine Schmerztablette. Mir ist es sehr viel lieber, das Problem an der Wurzel zu lösen und die Angst vor der Angst zu verlieren. Deswegen nutze ich den verstärkten Ausatem nur selten. Ich bin ein großer Freund davon, alles dem Körper selbst zu überlassen und ihm bewusst die Erlaubnis zu geben, dass er übernehmen darf. Ich gebe mich einfach der Erfahrung hin, gewähre den Prozessen Raum und Zeit und nehme die Veränderung wahr. Wie das genau funktioniert – insbesondere mit EFP®, einem von mir entwickelten Prozess zur emotionalen Befreiung –, werden wir uns im letzten großen Kapitel dieses Buches genauer anschauen. Für Notsituationen aber kann dieser Fokus auf das Ausatmen sehr wertvoll sein.

Ein wenig anders gelagert ist es mit der Bewegung. Dazu möchte ich eine für mich persönlich sehr bedeutende Erfahrung mit dir teilen. Es gab viele Höhen und viele Täler auf meiner Reise mit der Angst. Wenn ich es genau betrachte, waren es mehr Täler als Höhen, aber diese waren dafür umso lehrreicher. In einer sehr intensiv von Angst geprägten Phase meines Lebens hatte ich schon zur Meditation gefunden und besuchte ein Retreat bei meinem Meditationslehrer, Zen-Meister Hyon Gak Sunim. Es war eine Zeit, in der ich wieder kaum schlafen konnte, viele Panikattacken hatte und zahllose innere Kämpfe mit mir ausfocht. Es war unglaublich anstrengend, frustrierend und energieraubend.

Irgendwann konnte ich einfach nicht mehr und suchte im Kloster Rückzug von allem. Ich brauchte dringend eine Pause und hoffte, in der Stille der Meditation Ruhe und wieder die nötige Energie für meinen Alltag zu finden. Da es nicht mein erstes Retreat war, hätte ich es allerdings besser wissen müssen, denn ich nahm die Probleme, Unsicherheiten und Ängste, die ich in mir trug, natürlich mit in diesen Rückzug. In der Stille der Meditation zeigten sich all diese Dinge umso deutlicher, um wirklich gesehen und verarbeitet zu werden.

Leider wusste ich damals noch nicht das, was du hier in diesem Buch von mir erfährst. Das Retreat war ein Kampf, ein Irgendwie-Durchboxen-und-Verdrängen. Keine Spur von einem hingebungsvollen, gesunden Verarbeiten meiner Emotionen. Ich kämpfte Tag und Nacht. Ich schlief schlecht bis überhaupt nicht, und als es einfach nicht besser wurde, fragte ich meinen Zen-Lehrer um Rat. Er sah und spürte sofort, wie schlecht es mir ging – selbst eine unbewusste Person hätte das sicher an meinen dunklen Augenringen erkannt. Nach einer kurzen Unterhaltung, in der ich ihm mein Leid offenlegte, ihm erzählte, dass mein Geist sich sogar nachts rastlos drehte, obwohl mein Körper erschöpft war, dass mich immer wieder Panikattacken und starke Ängste plagten, griff Sunim in seine Tasche und holte ein kleines Säckchen heraus. Er sagte: »Peter, ich habe eine Übung für dich.« In dem kleinen Säckchen war eine Mala, eine im Buddhismus gebräuchliche Gebetskette mit einhundertacht Perlen.

Der Meister riet mir, zehnmal am Tag einhundertacht Niederwerfungen zu praktizieren. Das ist ein Bewegungsablauf, der mit dem Stehen in aufrechter Position beginnt, dann geht man langsam auf die Knie, macht einen »Katzenbuckel«, die Handflächen drehen sich nach oben, die Stirn kommt auf den Boden. Anschließend erhebt man sich aus dieser Position und wiederholt den Bewegungsablauf. Beim Runtergehen atmet man aus, beim Hochgehen ein. Es ist quasi wie eine verlängerte Kniebeuge.

★ Weil der Bewegungsablauf der Niederwerfung schwer mit Worten zu erklären ist, habe ich für dich ein Erklärvideo im Bonusbereich hinterlegt. Den Link und QR-Code zu ihm findest du auf S. 36 im Kapitel »Dein exklusives Bonusmaterial zum Buch«.

Das heißt, ich sollte einhundertacht dieser verlängerten Kniebeugen machen – und das zehnmal am Tag. Es war brutal! Und genauso befreiend. Der Rhythmus aus Bewegung und Atem brachte die Energie in meinem Körper zum Fließen. Der Fokus auf den Atem beruhigte meinen Geist, die Bewegung meinen Körper. Wenn ich zu Boden ging, atmete ich die Angst und die schwierigen Emotionen aus, beim Hochgehen kam frischer Sauerstoff in meinen Organismus. Ich merkte, wie sich über die einhundertacht Niederwerfungen meine Energie veränderte. Meine Emotionen wandelten sich von Angst zu Wut zu Traurigkeit zu Frieden zu Freude zu Stille. Immer wieder. Zehnmal am Tag.

Diese Übung war ein bedeutender Baustein meiner Befreiung von der Angst. Die Kombination aus körperlicher und meditativer Bewegung kann unglaublich heilsam sein. Angst stellt, wie du ja inzwischen weißt, eine Unmenge an Energie zur Verfügung. Und mit körperlicher Bewegung geben wir dieser Energie eine Ausdrucksmöglichkeit, sodass sie unseren Körper wieder verlassen kann. Natürlich kannst du auch einfach laufen gehen oder eine andere Art von Sport machen. Ich bevorzuge immer, eine meditative Komponente miteinzubeziehen, aber das kann auch beim Laufen, Radfahren oder bei einem anderen Sport mit tendenziell monotonen Bewegungen passieren. Das Bewusstsein ist der Schlüssel zur Befreiung. Neben den Niederwerfungen liebe ich achtsames Gehen, achtsames Laufen oder andere achtsame (und am besten rhythmische) Bewegungen. Rhythmus hilft uns dabei, achtsam zu sein. Irgendein technisch oder koordinativ anspruchsvoller Sport kann uns auch unterstützen, er hilft aber eher dabei, sich von der Angst abzulenken. Eine Bewegung, die den Körper fordert und seine Energie wieder in Fluss bringt, bei der du zugleich mit voller Aufmerksamkeit bei den inneren Vorgängen bleiben kannst, hilft dir auch langfristig, mit deiner Angst umzugehen und die Angst vor der Angst zu verlieren. Auch Yoga oder Qigong eignen sich dafür sehr gut.

Mach dir damit aber keinen Stress. Bist du in einer Notsituation, beweg dich einfach. Laufe, boxe auf ein Kissen, mach ein paar Liegestütze. Bring die Energie zum Fließen.

Ich möchte es in diesem Kapitel sehr unkompliziert halten und dir ganz praktische Anregungen geben, die gut funktionieren, um die akute Situation erst einmal zu entspannen. Lass mich das im Folgenden auch noch anhand von drei unterschiedlichen Angstintensitäten machen, die sehr häufig vorkommen.

Wenn dir das angstvolle Grübeln den Schlaf raubt

Diese Art Angst kennen die meisten Menschen. Wir liegen nachts wach und steigern uns in sorgenvolle Gedanken hinein. Du erinnerst dich? Unser Gehirn malt sich gern Katastrophen aus. Wir denken uns richtig in unseren persönlichen Weltuntergang und damit auch in eine körperliche Anspannung und Unruhe hinein, weil der Körper natürlich auf das reagiert, was in unseren Gedanken an Schrecklichem herumspukt.

Wichtig ist für diese Art von Grübelei, dass sie fast immer nachts auftaucht. Am liebsten irgendwann zwischen zwei und fünf Uhr, manchmal auch früher, wenn wir nicht einschlafen können. Dazu muss man wissen, dass insbesondere in den sehr frühen Morgenstunden unser Serotoninspiegel sehr niedrig ist. Und Serotonin gehört zu den Glückshormonen. Erst mit Tagesbeginn setzt die Produktion wieder so richtig ein, deswegen können wir vorher in ein echtes Stimmungstief rutschen. Ist zu wenig Serotonin vorhanden, fühlen wir uns nicht so gut, und das kann unseren Verstand zu negativen Schlussfolgerungen verleiten. Eine Kette an unguten Gedanken setzt ein, und sie verstärkt dann natürlich wieder unser Unwohlgefühl. Ein Teufelskreis entsteht – und Angst. Wir befürchten, bestimmten Aufgaben der näheren Zukunft nicht gewachsen zu sein, wir befürchten große gesellschaftliche Krisen, die gerade in den Medien diskutiert werden, wir machen uns Sorgen um unsere Liebsten oder unsere Gesundheit. Du kennst das sicher. Wir können uns in diese Dinge so hineinsteigern, dass es ganz eng in der Brust wird und an Schlaf nicht mehr zu denken ist.

Meine Empfehlung: Mach dir in solchen Momenten bewusst, dass jetzt nicht der Zeitpunkt ist, über die Zukunft nachzudenken. Verlass am besten das Bett, lauf ein bisschen herum, mach dir einen Tee oder leg dich aufs Sofa. So ist schon mal eine Veränderung hineingekommen. Wenn dein Kopf angefangen hat, zu planen und To-do-Listen zu wälzen, dann kannst du Papier und Stift oder dein Tablet nehmen und dir die wichtigsten Dinge aufschreiben. Manchen sehr gestressten Menschen hilft es auch, in einem solchen Moment kurz festzuhalten, was an Aufgaben ansteht, und zu sortieren, was wirklich dringend ist und was morgen als Erstes erledigt werden sollte. Das schafft eine Klarheit, die dann schon wieder etwas Ruhe ins System bringen kann. Es fliegen nicht mehr unzählige Gedankenfetzen durch deinen Geist – die wichtigen Dinge sind sortiert, und du weißt, womit du morgen starten wirst. Notiere das Wesentliche, was du nicht vergessen willst, und lass es los. Gib es ganz bewusst ab. Du kannst dich sogar kurz vor deinem Tablet oder dem Papier verbeugen und sagen: »Danke. Das Wichtige ist festgehalten. Dort ist es. Ich kümmere mich morgen darum.«

Mein Raus-aus-der-Angst-Tipp

Im Zustand von Angst und Sorge ist unser Gehirn einfach nicht in der Lage, auf kluge und kreative Lösungen zu kommen. Versuch es erst gar nicht, sondern ändere deinen Zustand. Wenn du nicht schlafen kannst und Grübelschleifen drehst, mach einen Cut. Das Schwert ist dein Wissen: Du kannst in einer solchen Stimmung nichts zum Positiven wenden. Deswegen steh auf, beweg dich, hol dich aktiv heraus aus diesem spannungsvollen Zustand.

Du kannst alles Mögliche tun, um deine Stimmung zu verändern. In einer akuten Angstsituation wäre es natürlich sehr wertvoll, Achtsamkeit zu praktizieren, wenn du darin schon geübt bist. Das ist der längerfristige Weg, damit die Ängste in deinem Leben weniger Platz einnehmen und du diesen Raum mit dem füllen kannst, was dir wirklich etwas bedeutet (wir kommen noch genauer zur Achtsamkeit). Bis es so weit ist, unterbrich das nächtliche angstvolle Grübeln, indem du die äußere Situation veränderst. In die Handlung zu kommen hilft sehr häufig, nicht nur nachts um drei. Wenn du dir über irgendetwas in der Welt Sorgen machst, kannst du beispielsweise Geld spenden, und schon geht es dir besser. Du bist aktiv geworden. Die Aktivität ist es, die uns guttut. Sie holt uns aus der Hilflosigkeit heraus.

Wenn der Tumult in deinem Kopf bestehen bleibt und dir auch nichts einfällt, was du zu deinem Thema konkret tun oder notieren könntest, dann lädt dich die Situation offenbar ein, nach innen zu gehen. Aus meiner Sicht ist das immer ein sehr guter Weg – aber er erfordert etwas Übung.

Nach innen gehen - achtsam und bewusst

Beginne, den Tumult in dir zu beobachten. Tu dies wie ein neugieriger Forscher, der ein fremdes Land bereist oder seltene Geschöpfe in der Natur beobachtet. Nimm wahr, was in deinem Kopf los ist. Registriere: »Aha, hier rasen Gedanken umher. Ein Wust von Gedanken. Ein richtiger Lärm und große Hektik.« Schau dir das Geschehen an. Erlebe es. Gelingt das? Es sind einfach Gedankenenergien, die dir nichts anhaben können. Vielleicht wollen sie bestimmte Dinge von dir, fordern dich zu irgendetwas auf. Doch jetzt ist nicht der Zeitpunkt dafür. Du beobachtest diese Gedanken einfach nur. Lass sie da sein. Sie kommen und gehen von allein.

Geh dann auf die Ebene des Körpers und spüre in dich hinein. Beobachte, was du hier erlebst. Unruhe vielleicht, Herzklopfen, ein Unwohlsein. Du nimmst es wahr wie ein Phänomen, das sich in dir zeigt und irgendwann auch wieder verschwunden sein wird.

Ähnlich erlebst du Emotionen, die möglicherweise da sind. Vielleicht spürst du, wenn du wirklich hinsiehst, eine Traurigkeit oder eine versteckte Wut. Vielleicht erlebst du die Angst, wie sie als Energie in deinem Körper aktiv geworden ist.

All diese Dinge sind da, und du nimmst sie wahr. Vielleicht merkst du, dass die Emotionen stärker werden, wenn du dich von negativen Gedanken doch wieder hast einfangen lassen. Dass das Herzklopfen intensiver wird, sobald die Angst wieder zunimmt. Und dass eine Art Entspannung eintritt, sobald du deine Gedanken wie von außen anschaust, statt mittendrin zu versinken. All diese Ebenen sind miteinander verflochten und reagieren aufeinander. Und du bist jetzt die Beobachterin, der Beobachter.

Indem du Bewusstheit in deinen Körper bringst, kannst du nicht mehr so leicht im Strudel der Angst verschwinden. Deine Aufmerksamkeit richtet sich ganz auf den gegenwärtigen Moment – und in diesem Moment bist du vollkommen sicher. Da sind unterschiedliche Ereignisse in deinem Körper wahrnehmbar. Mehr nicht.

Wenn du grübelnd wachliegst und dich weiter in das Denken hineinspinnst, ist das so, als würdest du ein Feuer löschen wollen und dennoch immer weiter Holz nachlegen. Indem du das Geschehen in dir zu beobachten beginnst, hörst du auf, neues

Holz ins Feuer zu legen. Du schaust vielmehr zu, wie es langsam herunterbrennt und dann erlischt. Es beruhigt sich.

Wenn dir dieses Beobachten noch nicht gut gelingt, keine Sorge. Es ist eine Frage der Übung und der möglichst täglichen Praxis. Schon der Entschluss, anders mit dem Grübeln und der Angst umzugehen, hat allerdings einen Einfluss.

★ Um dir aus Grübelschleifen herauszuhelfen, habe ich im Bonuspaket eine geführte Meditation aufgenommen. Den Link und QR-Code zum Bonusbereich findest du auf S. 36 im Kapitel »Dein exklusives Bonusmaterial zum Buch«.

Ich möchte dir sehr ans Herz legen, die Empfehlungen hier wirklich auszuprobieren. Sie klingen so simpel und sind tatsächlich einfach. Wir sind heute oft viel zu kompliziert unterwegs. Achtsamkeit heißt auch, wieder ganz einfach zu werden.

Sehr empfehlenswert ist außerdem der Bodyscan, bei dem du mit deiner Aufmerksamkeit ganz in deinen Körper gehst: von einem Körperteil zum nächsten. Das ist sehr entspannend, nimmt die Energie aus dem Kopf und beruhigt dein gesamtes System. Wichtig dabei ist, am Kopf zu beginnen und allmählich nach unten zu wandern, bis zu den Füßen. Denn wenn du es, wie es auch oftmals gelehrt wird, andersherum machst, kommst du am Ende beim Kopf an, und wenn du Pech hast, geht das Grübeln sofort weiter.

Bodyscan

Leg dich am besten lang auf den Rücken, auf eine Matte, den Teppich, das Sofa oder dein Bett. Richte dich so ein, dass du eine Weile bequem liegen kannst. Schließ deine Augen und beobachte für ein paar Momente deinen Atem.

Komm jetzt mit deiner Aufmerksamkeit zu deinem Kopf. Spüre deinen ganzen Kopf, den Scheitel, den Stirnbereich, das Gesicht, den Schädel und den Hinterkopf, der auf der Unterlage aufliegt.

Lass dir Zeit, mit deiner Wahrnehmung ganz in deinem Kopf anzukommen. Was auch immer du dort spürst, nimm es einfach wahr. Wärme vielleicht, ein Kribbeln. Vielleicht tauchen ab und zu auch Gedanken auf – darum brauchst du dich jetzt nicht zu kümmern.

Geh dann mit deiner Aufmerksamkeit in den Bereich des Halses, des Nackens und der Schultern. Spüre dort hinein. Nimm diese Bereiche deines Körpers einfach wahr.

Nun wanderst du mit deiner Aufmerksamkeit den linken Arm hinunter, von der Schulter, dem Oberarm, dem Ellbogen, dem Unterarm und dem Handgelenk bis in die Hand und in die Finger. Den gleichen Weg gehst du anschließend ganz langsam wieder hinauf über den ganzen linken Arm bis in die Schulter.

Jetzt geht deine Aufmerksamkeit hinüber zur rechten Schulter und dort hinunter über den Oberarm, den Ellbogen, den Unterarm und das Handgelenk bis in die Hand und die Finger. Langsam und ruhig atmend gehst du mit der Aufmerksamkeit den rechten Arm wieder hinauf bis zur Schulter.

Nimm jetzt deinen oberen Rücken wahr, dann den mittleren Rücken und den unteren Rücken.

Geh hinauf in den Brustraum und in den Bauch. Spüre nach, wie sich dieser Bereich durch deinen Atem langsam hebt und senkt.

Wandere jetzt mit deiner Aufmerksamkeit ins Becken und zu deinem Gesäß und spüre diese Bereiche deines Körpers.

Von der linken Hüfte wandelst du jetzt hinab in den Oberschenkel, das Knie, den Unterschenkel, das Fußgelenk und den Fuß. Spüre deine Zehen. Und wandere ganz in Ruhe wieder hinauf über den Fuß und das Bein bis in die linke Hüfte.

Deine Aufmerksamkeit wandert hinüber zur rechten Hälfte und hinab in den Oberschenkel, das Knie, den Unterschenkel, das Fußgelenk und den Fuß, du spürst die Zehen deines rechten Fußes.

Spüre nun zugleich in beide Füße hinein und verweile dort mit deiner Aufmerksamkeit. Atme dabei ruhig weiter. Genieße es, ganz in diesem Augenblick und in deinen Füßen zu sein.

Was ich dir hier beschrieben habe, gilt natürlich auch, wenn du tagsüber ins Grübeln kommst und dir Sorgen machst. Sobald du es merkst, nutze dein Schwert. Stopp die Negativspirale. Du wirst nichts Konstruktives und Kreatives hervorbringen können, wenn sich dein Gehirn in Angst und Sorge badet. Beweg dich stattdessen, wechsle die Position oder den Raum – geh am besten nach draußen in die Natur, in den Park, zu einem Baum. Wenn es möglich ist, zieh Schuhe und Strümpfe aus und spür den Boden, das Gras, die Erde unter deinen Füßen. Spür ganz bewusst in deine Fußsohlen hinein. Das erdet und lenkt deine Aufmerksamkeit auf das, was jetzt wirklich da ist.

Auch wenn du am Schreibtisch oder in einem Meeting sitzt, kannst du zwischendurch ganz bewusst in deine Füße hineinspüren oder in deine Hände. Nimm die Wärme dort wahr oder die Kühle, spüre vielleicht sogar das Energiefeld, das sich dort zeigt. Du kannst nicht an zwei Orten gleichzeitig sein – und wenn du in deinem Körper bist, bist du gegenwärtig. Angst hingegen braucht eine Zukunft, auf die sie sich beziehen kann.

Viele Menschen mit ausgeprägten Ängsten haben ein permanent übererregtes Nervensystem und müssen lernen, es bewusst zu beruhigen. Ich war früher ständig angespannt. Immer war da diese starke innere Unruhe. Ich habe ständig innerlich gezittert. Auf dem Weg zur Arbeit saß ich im Bus, und in mir hat es gebebt, obwohl im Außen keinerlei Stress war. Das autonome Nervensystem war dauerhaft überreizt.

Wenn du das kennst, empfehle ich dir, so oft wie möglich deine Fußsohlen zu spüren und gleichzeitig den Raum wahrzunehmen, in dem du dich befindest. Schau dich um und nimm wahr, was um dich herum da ist. Ein Teil deines Bewusstseins bleibt dabei in deinen Fußsohlen und erlebt, wie sie den Boden berühren. So kann sich das Nervensystem allmählich beruhigen. Auch das wenige Seiten zuvor beschriebene längere Ausatmen kannst du praktizieren, um ruhiger zu werden.

Mein Raus-aus-der-Angst-Tipp

Unsere Art, mit Angst umzugehen, ist meist Jahrzehnte alt und sehr eingefahren. Ich möchte dich ermuntern, immer wieder der Versuchung zu widerstehen, in die alten Muster zu fallen. Probier stattdessen aus, was ich dir hier mitgeben will. Und wenn es mal nicht funktioniert und du doch wieder auf Verdrängung oder Flucht gesetzt hast – dann ist das eben so. Es ist ein Weg mit Höhen und Tälern.

Im fünften Kapitel werde ich dir unter der Überschrift »Der Zukunft den Schrecken nehmen« zeigen, wie du den Sumpf deiner Grübelgedanken nach und nach in eine schöne Landschaft verwandeln kannst, in der du dich wohlfühlst. Ich werde dich dort anregen, dich mit den Emotionen und Empfindungen anzufreunden, die du bisher unbedingt vermeiden wolltest. Dann braucht es weniger Angst, weniger Unruhe und weniger Grübelei – und es entsteht mehr Freiraum für ein erfülltes Sein.

Wenn du eine Panikattacke erlebst

Eine Panikattacke ist noch einmal deutlich heftiger als eine Angst oder ein gesteigertes nächtliches Grübeln. Bei einer Panikattacke geht es um Leben oder Tod. Zumindest glaubt das unser Gehirn und fährt alle Systeme hoch, die für Kampf oder Flucht benötigt werden könnten. Der Körper ist in höchster Alarmbereitschaft, und die physischen Erscheinungen können sich äußerst bedrohlich anfühlen: Stechen im Herzen oder sehr schneller Puls, Schwindel, Atemnot, ein Rasen in den Adern, Zittern, Schwitzen, Taubheitsgefühle und so weiter. Das wiederum treibt die Gedanken in noch wildere Befürchtungen, die wiederum die physischen Symptome verstärken. Bei meinen Panikattacken dachte ich jedes Mal: Gleich sterbe ich!

Zwei Zutaten braucht es für eine solche Episode:

1. Da ist etwas, was wir nicht bewältigen können.
2. Wir können nicht weg. Flucht unmöglich.

Würden wir dem Säbelzahntiger begegnen und wissen, dass wir stärker sind, dass wir die Begegnung also bewältigen könnten, dann käme keine Panik auf. Angst ja, aber keine Panik. Wir könnten kämpfen und hätten Chancen. Würden wir einen sicheren Fluchtweg – beispielsweise in unsere Höhle oder auf einen Baum – entdecken, käme auch keine Panik auf. Angst ja, aber keine Panik. Wir könnten fliehen. Begegnen wir dem Tiger aber (der nun mal stärker ist als wir), ohne eine Fluchtmöglichkeit zu haben, weil wir gerade vor einer Felswand stehen, dann kommt Panik auf. Der Körper fährt alle Systeme hoch, und wir wissen: umsonst. Also noch mehr Spannung …

An unseren »modernen« Panikattacken ist kein Säbelzahntiger beteiligt. Wir selbst sind es, wovor wir nicht fliehen und das wir nicht niederringen können. Unsere Empfindungen und Emotionen, unsere aufgewühlten Gedanken, die uns einen Horror bescheren können, der der äußeren Situation überhaupt nicht angemessen ist. Sie sind es, was uns in die Panik treibt. Wir haben das Gefühl, wir können unsere Probleme nicht mehr bewältigen, oder die inneren Empfindungen erscheinen uns zu gefährlich, und wir kommen von ihnen nicht weg (denn dazu müssten wir von uns selbst weg).

Was also kannst du tun, wenn Panik aufkommt oder du schon mittendrin bist? Zuerst wieder: erkennen, dass es Angst ist. Dann wirfst du den Rettungsanker, indem du die Frage stellst: Ist jetzt eine Gefahr da? Diese Frage ist dein gedankliches Schwert, mit dem du das Rasen der Gedanken stoppen kannst. Du stellst diese Frage mitten in das Chaos aus Zukunftsängsten und Vergangenheitsgrübeleien hinein. Du fragst ernsthaft und bist wirklich an der Antwort interessiert.

Und auch hier: Mit dieser Frage merkst du in den allermeisten Fällen, dass keine unmittelbare Gefahr besteht. Jetzt nicht. Würde eine Gefahr da sein, würde also ein Zug oder ein Büffel auf dich zurasen, dann würdest du wegspringen, du würdest intuitiv richtig reagieren.

Raus aus der Panik:

1. Erkennen, dass es Angst ist.

2. Frage: Ist jetzt eine Gefahr da?

Mit diesen beiden Schritten kannst du das Rasen schon stoppen oder zumindest bremsen. Was jetzt folgt, ist ein Weg – hin zu neuem Vertrauen in deinen Körper und in den Prozess, wie er Emotionen »verstoffwechseln« kann. Es ist ein Weg des Zulassens. Als ich endlich so weit war, die Panikattacken als solche zu erkennen und einen Weg aus diesen fürchterlichen Zuständen heraus zu suchen, habe ich mir oft gesagt: Okay, ich bin bereit umzufallen. Wenn ich jetzt ohnmächtig werde – gut. Dann passiert es eben. Ich kämpfe nicht mehr dagegen an.

Es war eine psychologische Fessel, das Zusammenbrechen unbedingt vermeiden zu wollen. Und diese Fessel löste ich. Ich war bereit umzufallen. Wenn es passiert – völlig egal. Es wurde zu meinem Mantra: Ich erlaube mir umzufallen. Ich erlaube mir das Herzstechen. Es ging bis zu: Ich erlaube mir jetzt zu sterben. Wenn es jetzt so weit ist, dann ist es eben so weit. Ich erlaube allem, da zu sein ... Und so durfte ich erleben, dass nichts wirklich Schlimmes passierte. Die Panik kam, sie fühlte sich sch... unangenehm an, und sie ging wieder. Der Körper regulierte sich von allein, wenn ich ihn ließ. Und das konnte ich, nachdem ich mir klargemacht hatte, dass da jetzt keine Gefahr war.

Mit diesen Schritten – Bewusstwerdung, dass Angst am Werk ist, Rettungsanker-Frage und Erlaubnis für das, was geschieht – konnte ich mein System von Mal zu Mal so weit beruhigen, dass allmählich wieder Vertrauen in mich selbst und in meinen Körper wuchs.

Was dir zusätzlich helfen kann, ist, auch hier wieder den Fokus auf die Ausatmung zu legen. Das kann dein Nervensystem beruhigen. Es ist so ein Gefühl, als würdest du sagen: Okay, Körper, bitte mach du. Ich gehe aus dem Weg. Ich lasse los und lasse zu, was geschehen wird.

Kannst du diese Haltung einnehmen, ist das Drama vorbei. Dann spürst du noch die mehr oder weniger heftigen Wallungen der emotionalen Energie in dir, die körperlichen Reaktionen, den Aufruhr, der sich ganz langsam legt, weil du ihn nicht weiter befeuerst. Am Ende bleibt eine gewisse Erschöpfung. Der Sturm ist vorüber.

Mein Raus-aus-der-Angst-Tipp

Taste dich Stück für Stück in deinem Tempo und vorsichtig heran an das, was du zulassen kannst. In diesem Zulassen, diesem Erlauben liegt der goldene Schlüssel. Du beendest den Kampf und überlässt dem Körper das Feld. Denn er weiß, wie er mit der Emotion der Angst und der Panik umgehen kann. Für mich waren das ganz wesentliche Sätze:

Ich erlaube mir die Panik.

Ich erlaube mir das Herzrasen.

Ich erlaube mir die Ohnmacht.

Oder sogar: Ich erlaube mir zu sterben. Wenn ich jetzt wirklich sterben soll - okay ... Panik erinnert uns immer auch an unsere Vergänglichkeit, gegen die anzukämpfen einen enormen Stress macht.

In den nächsten beiden Kapiteln werden wir uns genauer anschauen, wie du in die Achtsamkeit und ins Beobachten der Emotionen, Gedanken und körperlichen Erscheinungen finden kannst. Das gehört ganz unmittelbar zum längerfristigen Weg heraus aus dem Angstleiden, wie ich ihn lebe und lehre. Doch lass mich zunächst noch zu einer dritten Angstintensität und der Soforthilfe kommen.

Wenn du Angst vor einem konkret bevorstehenden Ereignis hast

Sehr viele unserer Ängste scheinen einen konkreten Grund zu haben: den bevorstehenden Termin beim Chef, einen Vortrag, eine Aussprache, eine knifflige Tour mit dem Mountainbike, zu der wir zugesagt haben. Irgendein Ereignis steht bevor, und in uns erwacht die Angst. Wir würden am liebsten abhauen, können das aber aus den verschiedensten Gründen nicht.

Der Umgang mit solchen Ängsten folgt letztlich den gleichen Prinzipien, wie ich sie dir in diesem Kapitel bis hierhin beschrieben habe. Ich wiederhole sie gern immer wieder, weil es so wichtig ist, dass sie dir in Fleisch und Blut übergehen. So hast du sie parat, wenn du sie brauchst: Du erkennst zuerst, dass Angst in dir ist. Dann fragst du dich: Ist jetzt eine Gefahr da? Interessanterweise ist das jetzt – im gegenwärtigen Moment – eigentlich nie der Fall bei dieser Art von Angst. Selbst eine Minute vor deinem Vortrag nicht und auch nicht, während du bereits mit deinem Vorgesetzten sprichst. Wenn es dir hilft, kannst du auch hierbei den Fokus auf den Ausatem legen. Und du darfst dir die Erfahrung erlauben und zur Beobachterin, zum Beobachter dessen werden, was in dir geschieht.

Mit jeder Angsterfahrung, die du auch nur minimal wandelst, wandelst du deinen Umgang mit der Angst in deinem Leben.

Lass mich dir hierzu eine Erfahrung von mir wiedergeben: Vor ein paar Jahren feierte ein guter Freund Geburtstag. Sein Wunsch war es, mit seinen besten Freunden an diesem Tag Fallschirmspringen zu gehen. Es war eine Zeit, in der ich bereits unglaublich gut mit Ängsten umgehen und ihnen auf achtsame Weise Raum geben konnte. Aber ein Fallschirmsprung war noch mal eine ganz andere Liga. Früher hätte ich – wenn ich überhaupt zugesagt hätte – wahrscheinlich bereits auf der Autofahrt zum Startplatz mehrere Panikattacken gehabt. Aber diese Zeit war vorbei.

Trotzdem war der Fallschirmsprung eine echte Herausforderung für meine Amygdala. Aber ich hatte Lust darauf. Es war nicht unbedingt der Sprung, der mich reizte, ich wollte vielmehr erforschen, was die kleine Myggie, wie ich sie gern nenne, und das katastrophisierende Gehirn in meinem Kopf mit der Situation machen würden. Welche Gedanken wohl kommen würden, was die Emotionen treiben würden – und wie ich damit umgehen könnte.

Diese spannende Forschungsreise begann schon einige Wochen vor dem Sprung, und zwar, als mich der Freund zu sich einlud und mir seinen Geburtstagswunsch offenbarte. Da bemerkte ich bereits einige Gedanken in mir aufsteigen, die das Potenzial für unangenehme Emotionen hatten. Aber ich freute mich auch irgendwie über die Challenge. Also war alles erst mal gut.

Am Tag des Sprunges stand ich extra früh auf, um länger zu meditieren als sonst. Ich wollte diese Situation so bewusst, wie ich nur sein konnte, erfahren. An diesem Tag war ich enorm achtsam, ich bemerkte jeden Gedanken, jede Aufregung oder Unruhe und ließ alles zu. Ich ließ alles, was in meinem Bewusstsein auftauchte, da sein. Das Spannende war: Durch diese enorme Bewusstheit merkte ich jegliches potenzielle Aufbäumen von Angst bereits im ersten Ansatz. Und indem ich allem erlaubte, da zu sein, kam keine wirkliche Angst auf.

Dann stiegen wir ins Flugzeug. Ich merkte, wie mein Puls langsam stieg und eine Art Aufregung in den Körper kam. Früher hätte ich sofort versucht, diese Empfindung zu verdrängen, aber indem ich ihr erlaubte zu sein, war es eine positive Aufgeregtheit statt Angst. Als das Flugzeug seine Flughöhe aufnahm und ich aus dem Fenster sah, erkannte ich deutliche Angstgedanken in meinem Kopf wie: »Oh Gott, da springe ich gleich raus!« Ich merkte richtiggehend, wie Myggie sich dazuschaltete und wie Adrenalin in meinen Körper schoss. Aber auch das war okay. Ich erlaubte der Empfindung zu sein. Selbst auf dreitausend Meter Höhe, als ich aus der offenen Tür hing, konnte ich bewusst allem erlauben zu sein. Es war fantastisch. Der Sprung wurde zu einem Gipfelerlebnis. Freier Fall, im Geist völlige Stille, Freude pur …

Mit dieser Geschichte möchte ich dir zeigen, wie du mit der Angst in einer konkreten Situation umgehen kannst. Es spielt dabei keine Rolle, wie »gefährlich« die Umstände tatsächlich sind. Viele Menschen würden sagen: »Klar, so ein Fallschirmsprung ist sehr gefährlich!« Und andere sagen: »Ach, das ist nichts. Da gibt es so viele Sicherheitsvorkehrungen. Und statistisch gesehen …« Es ist immer subjektiv, wie man eine Sache einstuft. Darum brauchst du dich nicht zu kümmern. Du erfährst Angst – und du verhinderst das Drama, indem du zulässt, was sich in dir zeigt: an Gedanken, an Emotionen, an Körperempfindungen. Und natürlich wirst du dafür sorgen, dass dir nichts passiert, das ist ja selbstverständlich.

In meinem Alltag war zu diesem Zeitpunkt bereits viel Frieden eingekehrt, und die letzte Panikattacke lag schon zwei Jahre zurück. Doch ein Sprung aus einem Flugzeug in dreitausend Meter Höhe war trotzdem eine echte Herausforderung für Myggie. Der Unterschied zu früher war nur: Ich bin mit vollem Bewusstsein in die Situation gegangen und wollte erfahren, wie Myggie bei dieser extremen Challenge reagiert. Diese Bewusstheit half mir, die Trigger und die Angstgedanken frühzeitig zu erkennen. Sie gab mir die Möglichkeit, mich von Anfang an in die Situation hineinzuentspannen.

Mein Raus-aus-der-Angst-Tipp

Es geht nicht darum, darüber nachzugrübeln, was der Trigger für deine Angstempfindung war. Was der ursprüngliche Auslöser war oder woher du diese Art Angst schon seit der Kindheit kennst. All solche Gedanken markieren eine Vermeidungsstrategie. Lass sie ziehen, wenn sie auftauchen, steig nicht darauf ein.

Nimm vielmehr wahr - in dieser Art: »Aha, meinem Gehirn macht dieses körperliche Symptom Angst«, »Ah ja, da ist ein Angstgedanke«, »Oh, diese Situation triggert meine Amygdala«, »Ah, diese Begegnung hat Myggie als gefährlich abgespeichert«.

Das Erkennen der Trigger wird mit der Zeit mehr ein neugieriges Erforschen mit vielen Aha-Erlebnissen, aber keine Grübelei.

Wichtig ist immer, das eigene Maß zu finden. Wenn du gefragt wirst, ob du mit zum Fallschirmspringen gehen willst, und du merkst, dass das zumindest momentan nichts für dich ist, dann respektiere das. Natürlich wollen wir uns von unseren Ängsten nicht mehr einschränken lassen – das heißt aber nicht, dass du ab sofort alles mitmachen musst. Manches mögen wir vielleicht einfach nicht. Und manches kann uns auch zu sehr überfordern.

Zusammengefasst:
Was hilft in Momenten akuter Angst oder Panik?

- Erkennen, dass es Angst ist, was in dir aktiv ist
- Rettungsanker-Frage: Ist jetzt eine Gefahr da?
- Fokus auf den Ausatem
- Hineinspüren in die Füße
- Erlauben, dass da sein darf, was ohnehin da ist und was geschehen will
- Achtsames Wahrnehmen der Gedanken, Emotionen und Empfindungen (dazu kommen wir noch genauer)

Die Befreiung vom Leid: Achtsamkeit

Achtsamkeit ist das größte Geschenk, das du dir selbst machen kannst. In meinem Leben war es so, und seither beobachte ich es bei Tausenden Menschen, die in die Achtsamkeitsakademie kommen oder mir Kommentare zu meinen Videos und Büchern hinterlassen. Achtsamkeit kann wirklich dein ganzes Leben verändern und dich von der Angst befreien. Genauer gesagt: vom Leiden an der Angst. Denn die Angst wird bleiben – in einem gesunden Maße. Sie gehört zum menschlichen Leben dazu, wie du ja inzwischen weißt. Mithilfe der Achtsamkeit bist du ihr mit der Zeit jedoch immer mehr gewachsen, sie wird eine viel geringere Rolle in deinem Leben spielen und dich vor allem nicht mehr bremsen, sondern sogar weiterbringen.

Achtsamkeit hat viel mit dem zu tun, was ich dir im letzten Kapitel gezeigt habe, als es darum ging, aus einer akuten Angst oder sogar Panikattacke herauszukommen. Bevor wir uns im letzten großen Kapitel dieses Buches anschauen, wie du dich langfristig aus der Klammer deiner Ängste befreien kannst, möchte ich hier ganz allgemein beschreiben, wie ich Achtsamkeit verstehe und wie du sie in deinem Leben etablieren und praktizieren kannst.

Es gibt nichts, was ich dir mehr ans Herz legen könnte als die Achtsamkeit.

Oftmals bekomme ich das Feedback, dass die Achtsamkeit zwar unglaublich hilfreich ist, aber eigentlich etwas total Simples. Und das stimmt. Es ist kein Geheimrezept mit exotischen Superzutaten. Letztlich ist es eine ganz natürliche Art, in der Welt zu sein, die wir in unserer Kultur nur leider völlig verlernt haben.

Doch was passiert, wenn wir die Achtsamkeit vernachlässigen und dabei allmählich unsere Innenwelt verdrängen oder davor weglaufen? Wir kommen unweigerlich zu dem, wie sich unsere Welt heute zeigt: Eine ganze Gesellschaft brennt aus, findet sich in Depressionen, Angsterkrankungen, Neurosen oder psychosomatischen Beschwerden wieder. Überall Hetze, Streit, Überreiztheit und Unfrieden. Und bei allen Versuchen, das Leben doch einfacher und besser zu machen – es gelingt nicht.

Wir scheinen dringend einen neuen Weg zu brauchen. Als Gesellschaft und auch individuell. Lange genug haben wir versucht, die Welt im Außen zu kontrollieren und auf diese Weise auch unsere Ängste in den Griff zu bekommen. Und vielleicht bist du genau deshalb hier mit diesem Buch, weil du gemerkt hast, dass diese Strategie allenfalls mal kurzfristig funktioniert. Auf Dauer ist sie viel zu einseitig und schadet uns eher. Wenden wir uns also diesem anderen Weg zu, der da noch auf uns wartet. Nutzen wir die Achtsamkeit für sehr viel mehr als nur für akute Notsituationen voller Angst und Panik. Aus meiner

Sicht ist sie die Antwort auf alle brennenden Fragen und damit auch die Antwort auf die Angst.

Die Revolution in deinem Leben

Achtsamkeit ist kein Trend, es ist eine Revolution. Deine ganz persönliche Revolution. Auch wenn sie letztlich unter anderen Namen in den unterschiedlichsten spirituellen Traditionen gelehrt wird, hat sie uns in den westlich geprägten Kulturen vor allem über den Buddhismus erreicht. In dessen Heimatländern in Asien haben sich die Menschen – wie wohl überall auf der Erde – schon vor Tausenden von Jahren Gedanken darüber gemacht, was es für ein glückliches Leben braucht. Was ist nötig, um sich vom Leiden und von der Angst zu befreien? Was brauchen wir, um erfüllt leben zu können? Genau diese Fragen habe ich mir am Beginn meines Weges ebenfalls gestellt, als ich nach der anfangs beschriebenen Dienstreise eines frühen Morgens vorm Spiegel stand und mich selbst kaum noch wiedererkannte. Tiefe, dunkle Augenringe umrahmten müde Augen, in denen jedes Licht erloschen zu sein schien. Ich würde mein Leben ändern, das wusste ich in diesem Moment. Und mit der Zeit kam ich auf eine Qualität, die für mich bis heute die Essenz von allem darstellt, was mir geholfen hat: die Achtsamkeit.

Gerade wenn wir von Ängsten geplagt werden, brauchen wir etwas, was uns zentriert und uns die Möglichkeit gibt, mitten im Sturm der Emotionen gelassen zu bleiben. Wir brauchen etwas, was uns immer wieder zeigt, dass wir nicht diese Gefühle sind, sondern dass wir sie erleben, dass wir mit einer gewissen Entspanntheit, einem inneren Frieden dabei zusehen können, wie sich ihre Energie in uns aufbaut und wieder abfließt. Genau das beschert uns die Achtsamkeit.

Achtsamkeit bedeutet ganz einfach, präsent im jetzigen Moment zu sein.

Achtsamkeit bedeutet, da zu sein. Gegenwärtig zu sein. Während du liest, spürst du, wie du sitzt. Du registrierst deinen Atem. Du fühlst, dass du bist. Dass du lebst.

Kannst du das wahrnehmen?

Du bist achtsam, wenn du mit deiner Aufmerksamkeit in diesem Moment bist. Wenn du einen Atemzug machst, spürst du, dass du einen Atemzug machst, du bist dir dessen gewahr. Das ist Achtsamkeit.

Wenn ich das erkläre, höre ich oft: Natürlich bin ich hier! Wo soll ich denn sonst sein? Und genau das ist eine gute Frage: Wo bist du eigentlich? Wo bist du, wenn du morgens unter der Dusche stehst? Bist du da wirklich beim Duschen? Spürst du da, wie das Wasser deine Haut berührt? Riechst du den Duft des Duschgels? Wo bist du, wenn du dein Frühstück zu dir nimmst? Wirklich beim Frühstück – oder eher bei den Nachrichten auf deinem Smartphone oder bei dem, was am heutigen Tag erledigt werden muss? Und wo bist du auf dem Weg zur Arbeit? Wirklich beim Gehen oder Fahren? Wo bist du am Schreibtisch, in den Meetings oder während deine Hände etwas gestalten? Bei dem, was gerade getan oder gesagt wird? Oder bist du in Gedanken schon bei der Mittagspause oder beim Feierabend und bei dem, was du heute Abend kochen willst? Und wenn du dann abends wieder zu Hause bist, bist du dann wirklich zu Hause und im »Feierabend«? Bist du dann mit deinen Liebsten? Oder bist du im Kopf noch im Büro oder bei dem, was morgen sein könnte oder übernächste Woche? Bist du am Abend wirklich bei dir – oder bei irgendwelchen politischen Konflikten, die dir der Fernseher zeigt?

Wo bist du? Wo ist deine Aufmerksamkeit?

Und wo bist du, wenn es dir nicht gut geht? Wo bist du, wenn du Angst hast? Bist du dann bei dir, spürst dich und nimmst wahr, welche Gefühlsbewegungen in dir aktiv sind? Oder versuchst du, deine Stimmung zu verbessern, indem du dir einen Kaffee machst, Schokolade isst oder hoffst, dass deine Partnerin oder dein Partner oder die Politik sich irgendwie ändert, damit es dir besser geht?

Wahrscheinlich hast du längst bemerkt, worauf ich hinauswill. Wir sind selten in dem Moment, der gerade ist. Wir denken an die Zukunft oder verlieren uns in der Vergangenheit. Wir sind nicht gegenwärtig, nicht achtsam. Und das ist meist auch nicht weiter schlimm. Wir leben eben so wie alle, nicht allzu erfüllt, aber es funktioniert. Wir entfalten nur einen geringen Teil unseres Potenzials, aber wir kommen klar. Wenn die Herausforderungen und Belastungen in unserem Leben allerdings steigen, dann reicht dieser übliche Normalbetrieb nicht mehr aus. Wenn uns das Leben Krisen oder eben starke Ängste beschert, brauchen wir etwas anderes, um weitergehen zu können. Und wenn wir unser ganzes Potenzial leben wollen, dann auch.

Der Moment zwischen Reiz und Reaktion

Normalerweise leben wir auf Autopilot, was du sicher schon bemerkt hast, spätestens anhand der Fragen, die ich dir auf den letzten Seiten gestellt habe. Unser Geist ist ständig irgendwo anders unterwegs, nur nicht in der Gegenwart. Er springt auf alle Züge, die vorbeikommen. Unser Smartphone meldet, dass eine Nachricht gekommen ist, und sofort greifen wir zum Gerät und schauen nach. Jemand sagt etwas, und in uns schießt eine Reaktion hoch. Wir antworten, handeln oder denken etwas dazu – meist ohne wirklich einen bewussten Einfluss darauf zu nehmen. Wir re-agieren.

Unser Vorgesetzter schaut kurz in unser Büro herein, während wir am Telefon sind, und schon rast in uns das Gedankenkarussell los. Was wollte er? Habe ich etwas falsch gemacht? Oh je, ich habe ihm dies oder jenes noch nicht vorgelegt! Er hat mich letzte Woche schon so komisch angeschaut … Und so weiter. Wir verlieren uns in einem inneren Dialog, der unmittelbar auch Emotionen hervorruft, Ärger vielleicht oder direkt spürbar Angst. Wir sind zwar noch am Telefon, aber längst nicht mehr bei dem Gespräch, das wir eigentlich gerade führen. Wir spüren vielleicht ein Grummeln im Magen, uns ist heiß geworden, das Herz schlägt schneller. Die Angst ist wach geworden. Je nachdem, wie wir zu den Themen Arbeit und Vorgesetzte eingestellt sind, kann es eine sehr geringe oder eine ziemlich starke Angst sein.

Es ist nichts weiter passiert, als dass jemand kurz seinen Kopf in unser Büro gesteckt hat. Wir wissen nicht, was er wollte oder was er dabei gedacht hat. Vielleicht war auch er in Gedanken ganz woanders, bei seiner Partnerin oder beim Essen in der Kantine, das ihm heute Mittag nicht geschmeckt hat. Doch auf den Reiz seines Blickes hin haben wir reagiert und uns wie automatisiert in eine Gedanken- und Gefühlskette hineinspulen lassen.

Ohne Achtsamkeit handeln wir eigentlich wie Automaten.

Ein Blick vom Chef – und wir landen in der Angst. Alles automatisch. Es sind Abläufe, die seit unserer Kindheit in immer ähnlicher Weise abgespult werden und auf die wir kaum Einfluss nehmen. Es kommt ein Impuls, und wir reagieren. Da wir in jedem Moment von unzählbar vielen Informationen überflutet werden, haben wir den ganzen Tag ununterbrochen damit zu tun, unsere Reaktionen auszuhalten und uns darin noch irgendwie zu koordinieren. Alles, was wir bewusst oder unbewusst über unsere Augen und Ohren, über Nase, Mund und über die Haut wahrnehmen – und natürlich auch alle Gefühle und Empfindungen in unserem Inneren –, ruft irgendwelche Reaktionen hervor. Das allermeiste davon bemerken wir gar nicht, aber es beeinflusst natürlich auch unsere Stimmung und unser weiteres Empfinden und Handeln. Kein Wunder, dass wir uns oft angstvoll fühlen und gar nicht wissen, warum eigentlich. Doch vielleicht hat jemand eine kleine kritische Bemerkung gemacht, und dann haben wir noch aus den Augenwinkeln ein paar Schlagzeilen in den Zeitungsständern an der Straße gelesen, und schon sitzen wir in der Angstfalle. Die inneren Automatismen haben aus den Informationen ein Bedrohungsszenario für uns gemacht. Unser Verstand, der alle Impulse einer Bewertung unterzieht, meldet Gefahr. Der Körper greift diese Meldung auf und reagiert seinerseits. Oder aber er hat bereits mit den üblichen Anzeichen für Angst reagiert, und der Verstand schlussfolgert daraus, dass eine Gefahr drohen muss. Beide Ebenen beeinflussen sich gegenseitig.

Du siehst – und weißt natürlich auch aus deiner eigenen Erfahrung –, in was für unangenehme innere Zustände uns bereits der ganz normale Alltag bringen kann. Die Achtsamkeit nun macht an dieser Stelle einen Cut. Und diesen Cut können wir hier und jetzt gleich einmal gemeinsam machen. Denn auch das Lesen hat natürlich die unterschiedlichsten Reaktionen in dir hervorgerufen, und sie treffen auf all das, was in dir sowieso schon aktiv war. Lies dir daher die folgende Anregung in aller Ruhe durch, leg dann das Buch beiseite und … praktiziere Achtsamkeit.

Achtsames Innehalten

Lass für ein paar Momente alles ruhen, was du gerade tust. Schließ am besten die Augen – mit fortschreitender Praxis brauchst du das irgendwann nicht mehr unbedingt – und geh mit deiner Aufmerksamkeit zu deinem Atem. Kannst du bemerken, dass du atmest?

Du brauchst an deinem Atem nichts zu verändern. Sei dir gewahr, dass du präsent bist. Sei dir bewusst, dass du bewusst bist. Registriere einfach, dass du einatmest und ausatmest, und bleib für ein paar Atemzüge dabei. Spür nach, was sich dadurch vielleicht in dir verändert. Tauche ganz ein in die Erfahrung.

Wenn eine Empfindung oder ein Gedanke auftaucht, nimm es einfach wahr. Du musst nichts damit tun. Vielleicht spürst du, dass da eine Unruhe in dir ist oder eine Müdigkeit. Vielleicht schlägt dein Herz deutlich spürbar, oder da ist eine Schwere auf deinem Magen. Lass all das da sein, du brauchst dich jetzt nicht darum zu kümmern. Du bemerkst es einfach und gehst wieder dahin zurück, deinem Atem zu folgen.

Mach das ganz in Ruhe und solange du möchtest. Nur ein paar Sekunden oder einige Minuten.

Wie ging es dir mit dieser Praxis? Fiel sie dir leicht? Hast du eine Veränderung bemerken können?

In den Zeilen dieses Buches kannst du meine Begleitung und Unterstützung wahrnehmen, wenn du dich darauf einlässt. Und du kannst natürlich jederzeit zu dieser kleinen Achtsamkeitsübung zurückkehren, wenn du das möchtest. Auf eine gewisse Weise braucht es gar nicht mehr. Diese kurze Anleitung sagt bereits alles. Öffne dich Schritt für Schritt der Erfahrung, die sie dir ermöglichen möchte.

Achtsamkeit ist Übungssache. Nicht umsonst meditieren buddhistische Mönche täglich viele Stunden. Und nicht umsonst praktizieren die vielen modernen Fans der Achtsamkeit jeden Tag ihre Übungen. Zugleich kannst du das Geheimnis der Achtsamkeit und die wundervolle Wirkung, die sie auf dich haben kann, bereits in wenigen Sekunden erfahren. Eben zum Beispiel mit der gerade beschriebenen kleinen Übung. Es ist ein Innehalten, ein Ankommen im gegenwärtigen Augenblick und bei dir selbst. Und das ist ganz unabhängig davon, was den Augenblick gerade ausmacht und was in dir selbst an Gedanken, Emotionen oder körperlichen Empfindungen in diesem Moment gegeben ist.

> Mit der Achtsamkeit bist du ein aktiver und bewusster Teil dessen, was in deinem Leben passiert. Du bist immer weniger nur das Opfer des Geschehens, das sich am Abend erschöpft und frustriert fragt: Was war denn heute wieder mit mir los?

Wenn du dich ein wenig in der Achtsamkeit geschult hast, dann kannst du sie auch im Alltag jederzeit nutzen. Die Praxis teilt sich nämlich in zwei Bereiche auf: Formal übst du – möglichst jeden Tag – mit konkreten Übungen wie der eben beschriebenen oder der typischen Sitzmeditation, achtsam zu sein. Und das überträgst du dann in der sogenannten informellen Praxis auf deinen Alltag. Letztlich passiert dieser Transfer ganz von allein, denn du wirst beispielsweise merken, dass du auf den kurzen Blick deines Vorgesetzten in dein Büro nicht mehr automatisiert reagieren wirst. Es werden sich nicht mehr die rasenden Gedanken und unangenehmen Gefühle und Empfindungen abspulen, denn du wirst bemerken, was passiert. Du wirst registrieren, dass dir flau im Magen ist, nachdem der Chef in dein Büro geschaut hat. Und mithilfe der Achtsamkeit kannst du für ein paar Atemzüge einfach bei dieser Empfindung sein. Du kannst sie wahrnehmen und sein lassen. Während du weiter telefonierst, ist ein Teil deiner bewussten Aufmerksamkeit bei dem, was in dir seit dem Erscheinen des Chefs passiert. Allein das wird die Gedanken- und Gefühlskette beeinflussen. Du bist gegenwärtig. Du bist nicht mehr das Opfer dessen, was in dir geschieht. Und mit der Zeit und der Übung wird der Raum zwischen dem Reiz und deiner Reaktion immer größer werden, sodass du immer klarer agieren kannst, statt einfach nur wie ein programmierter Automat zu funktionieren.

Zuerst nimmst du wahrscheinlich nur irgendein Glied der Gedanken- und Gefühlskette bewusst wahr. »Aha, es wird mir flau im Magen.« »Ah, ich denke, dass ich etwas falsch gemacht habe.« Die weiteren Reaktionen passieren dann trotzdem oder werden bereits schwächer. Später bemerkt du in einer ähnlichen Situation dann vielleicht, wie sich die gesamte Kette zeigt – Reiz, Gedanke, Gefühl, Körperreaktion, weitere Gedanken, stärkere Emotion, heftigere Körperreaktion, Angst und so weiter. Du merkst es und bleibst dabei schon irgendwie gelassener bei dir selbst. Diese Reaktionen laufen einfach ab, und du beobachtest es.

Irgendwann setzt die Kette ein, und in deinem immer achtsamer gewordenen Geist ist plötzlich die Möglichkeit da, den

Reiz anders zu bewerten, als du es bisher getan hast. Dann fällt dir plötzlich ein, dass der Vorgesetzte manchmal mürrisch schaut und das gar nichts weiter zu bedeuten hat. In dir ist der Gedanke, dass er auch mal einen schlechten Tag haben kann. Oder dass ihr euch bei eurer letzten Begegnung ein paar Stunden zuvor sehr freundlich gegrüßt habt. Oder dir fällt ein, dass es eine typische Reaktion von dir ist, dich bei einem nicht direkt freundlichen und positiven Blick von einer Autoritätsperson bereits kritisiert zu fühlen. Es ist eine Neigung von dir, irgendeine Prägung, die dir in den unterschiedlichsten Situationen auffällt und gar nicht unbedingt auf diesen Vorgesetzten bezogen sein muss. Diese neue Bewertung entspannt etwas in dir, und die Gedanken- und Gefühlskette, die sonst unweigerlich in eine Angst gemündet wäre, ist unterbrochen. Du kannst in Ruhe weiter telefonieren.

In dir Angst hervorrufende Situationen auf eine achtsame und gelassene Weise zu erleben erfordert einiges an Übung und an Zeit, in der du Höhen und Tiefen erleben wirst. Das Erstaunliche ist: Du brauchst an den äußeren Umständen gar nichts aktiv zu verändern, um dennoch dein ganzes Leben umzukrempeln. Du brauchst einfach nur wahrzunehmen, was im gegenwärtigen Moment da ist. Immer und immer wieder. Im Alltag und bestenfalls auch in einer regelmäßigen Achtsamkeitspraxis wie der Meditation. Du nimmst wahr, was gerade da ist, in deinem Umfeld, in dir selbst, auf der Ebene der Gedanken, Gefühle und Empfindungen. Das verändert bereits alles.

Mein Rein-in-die-Achtsamkeit-Tipp

Ganz egal, wo du momentan stehst und wie deine ersten Versuche mit der Achtsamkeit verlaufen: Bitte gib ihr und damit dir selbst eine Chance. Ich weiß aus meiner eigenen Erfahrung, dass es ein langer Weg sein kann, bis wir eine

Veränderung spüren. Bis wir diesen mit Worten kaum zu beschreibenden Zauber eines vollkommen gegenwärtig erlebten Moments wirklich erfahren. Doch dieses Erleben, dieser Wandel kommt, wenn du dich immer wieder auf diesen neuen Weg begibst. Und sei es nur über einen minikleinen Schritt an manchen Tagen, den du in diese Richtung gehst.

Die vielen Vorteile der Achtsamkeit

In den letzten Jahren gab es eine wahre Explosion an wissenschaftlichen Arbeiten zu den Themen Meditation und Achtsamkeit, die alle zeigen, wie wertvoll beide für unsere körperliche und psychische Gesundheit sind. Zusammenfassen lassen sich diese Vorteile von Achtsamkeit und Meditation so:

- Stärkung des Immunsystems
- Hilfe bei Übergewicht
- Regulation des Herzkreislaufsystems
- Gelindertes Schmerzempfinden (wie beispielsweise bei Rücken- oder Kopfschmerzen)
- Reguliertes Schlafverhalten
- Langsameres Altern (die Zellalterung wird gebremst, insbesondere im Gehirn)
- Reduziertes Stressempfinden
- Besseres Kurzzeitgedächtnis
- Weniger Angst (insbesondere bei Angststörungen und akuter Panik)
- Linderung von Depression
- Hilfe bei der Bewältigung von Traumata
- Hilfe bei Sucht
- Gesteigerte Kreativität

- Mehr Selbstkontrolle und Selbstvertrauen
- Verbessertes allgemeines Wohlbefinden

Diese Liste ist aus meinem Buch *Meditation. Stress und Ängste loswerden und endlich den Geist beruhigen*. Und du siehst: Achtsamkeit und Meditation sorgen auch dafür, dass sich die Ängste reduzieren und Angststörungen Heilung oder zumindest Linderung erfahren können – und zwar nachgewiesenermaßen.

Und wie immer ist es so, dass uns ein solches Wissen nur etwas nützt, wenn wir es anwenden. Die Praxis ist hier das Entscheidende. Wir sind in unserem Alltagserleben so weit weg von der Achtsamkeit, dass wir nicht viel davon haben, dass sie so simpel und letztlich ganz natürlich ist. Wir haben sie uns über lange Zeiträume hinweg regelrecht abtrainiert. Die unzähligen Ablenkungen, die wir heute in unserem Leben haben, zeigen mittlerweile ziemlich erschreckende Folgen. Die meisten können sich nur noch ein paar Minuten lang auf eine Sache konzentrieren, also etwas lesen, anschauen oder gedanklich verfolgen, und dann reißt es sie schon wieder weg davon zu etwas anderem.

Das hat natürlich enorme Auswirkungen auf unser gesamtes Lebensgefühl und damit auch auf unser Erleben von Ängsten. Es ist, als wären wir dieser Unmenge an Informationen, die Tag für Tag von allen Seiten auf uns einprasselt, wie ohnmächtig ausgeliefert. Sie flutet unsere Sinne und unser Gehirn, und wir sind aufgrund unserer kurzen Konzentrationsspanne kaum noch in der Lage, auch nur das Wichtigste davon zu verarbeiten. Der Rest bleibt unaufgeräumt, es schwirren gewissermaßen lauter lose Enden von irgendwelchen Gedanken und Informationsfäden in unserem Kopf herum. Auch das kann unseren Ängsten Futter geben. Denn alles, was in uns nicht richtig geklärt und durchdacht oder durchlebt ist, kann als bedrohlich erfahren werden. Als offene Baustelle, auf die wir dringend noch einmal gehen müssten, um nach dem Rechten zu sehen. Tun wir es aber nicht, bleibt eine gewisse Bedrohtheit zurück. Vielleicht ist sie minimal, doch diese Masse an losen Enden kann sowieso schon vorhandene Ängste enorm befeuern.

Ein Training der Achtsamkeit bedeutet immer auch, dass wir unsere Konzentrationsfähigkeit steigern. Außerdem reduziert sie Stress, und zwar gewaltig, weil wir immer weniger auf Autopilot handeln, sondern bewusst agieren. Damit sind wir den Ereignissen und Anforderungen nicht mehr ausgeliefert – wir hetzen den Dingen nicht mehr hinterher, sondern sitzen gewissermaßen im Zentrum unseres eigenen Daseins und steuern von dort aus unsere Belange. Zudem lernen wir durch die Achtsamkeit, mit unseren Gedanken und unseren Gefühlen deutlich besser umzugehen. Wir sind aufmerksam und genau dort, wo das Leben stattfindet: im Hier und Jetzt. Das entspannt ungemein.

Stell dir das ruhig einmal bildlich vor: Wenn du mit deinen Gedanken ständig irgendwo in der Zukunft umherschwirrst oder in der Vergangenheit herumgräbst, dann bist du mit einer Unmenge an informativem Zeug beschäftigt. Auf der einen Seite sind das alle möglichen Erinnerungen, die dein Geist wieder wachruft, während sie doch längst vergangen sind. Und auf der anderen Seite sind es Prognosen und Projektionen für eine Zukunft, die es noch nicht gibt. Die Zukunft existiert nur in deinem Kopf. Du kannst nicht wissen, was sie dir tatsächlich bringen wird. Wenn du also gedanklich in der Zukunft bist, dann bist du nur in deinem Kopf und spielst dort mit irgendwelchen Möglichkeiten und Eventualitäten herum. Du kannst dich nicht entspannen, wenn du immer wieder nach vorn rast, statt einfach in der Gegenwart zu bleiben, in der Achtsamkeit.

Bist du mit deiner Aufmerksamkeit in der Gegenwart, im jetzigen Moment, dann kann sich dein Körper entspannen. Und damit wiederum signalisiert er deinem Gehirn, dass du in Sicherheit bist.

Es sind unsere ständigen unbewussten geistigen Zeitreisen in vergangene schmerzhafte Erfahrungen oder in Zukunftssorgen, die eine große Anspannung in unser Leben bringen. Du kennst bereits meine Lieblingsfrage: »Ist *jetzt* eine Gefahr da?« Sie schneidet wie ein Schwert mitten in das Gedankenchaos hinein und bringt uns direkt in den jetzigen Moment zurück. Darum ist Achtsamkeit auch das beste Stressmanagement – und weniger Stress bedeutet immer auch weniger Angst. Unser System kommt mit dem klar, was es im Leben vorfindet. Es kann sich sortieren, und dann haben auch Ängste deutlich weniger Angriffsfläche.

Jeder Schritt, tatsächlich jeder Schritt, den wir gehen, jede Tätigkeit, die wir ausführen, kann etwas Freudvolles sein oder etwas, was nur so nebenbei passiert, während wir uns in Gedanken verlieren. Wenn du irgendwohin gehst, beispielsweise zur Bushaltestelle oder vom Parkplatz zu einer Verabredung, kannst du das achtsam tun. Dann spürst du jeden deiner Schritte, du spürst, wie du atmest, du nimmst wahr, dass irgendwo ein Vogel zwitschert, du bemerkst die anderen Menschen – du bist einfach da. Du bist präsent. Du merkst, dass du am Leben bist. Allein das löst so viel Freude aus. Ohne die Achtsamkeit merkst du gar nicht, wie reich der Augenblick ist. Du läufst einfach zu deinem Ziel und möchtest die Strecke wahrscheinlich möglichst schnell hinter dich bringen. Damit aber verpasst du diese Freude am Lebendigsein, die gleichzeitig auch ein enormes Gegengewicht zur Angst bietet. Je mehr Freude du in dein Leben einlädst, umso weniger Platz hat nämlich die Angst.

Wenn wir die Erfüllung nicht in diesem Moment entdecken, werden wir sie nie entdecken. Wer nicht in der Lage ist, den Weg zu genießen, wird nicht in der Lage sein, das Ziel zu genießen. Achtsamkeit bedeutet, sein Leben voll zu leben, darin einzutauchen und wach zu sein für das Glück im jetzigen Moment.

Mein Rein-in-die-Achtsamkeit-Tipp

Nachdem du bis hierhin gelesen hast, lade ich dich ein, einmal die Augen zu schließen und in deinen Körper hineinzuspüren. Gibt es dort irgendwo einen Ort, an dem Entspannung herrscht, Ruhe, ein gutes Gefühl, Sicherheit vielleicht? Nimm dir im Alltag immer mal wieder die Zeit, diesen Ort – möglicherweise ist es immer ein anderer – zu finden und dich für ein paar Momente in ihn hineinfallen zu lassen. Genieße ihn.

Stabilität, Klarheit und Frieden

Wir alle kennen das Bild von einem Hund, der voller Freude durch den Park läuft. Wir sehen, dass dieses Wesen vollkommen im Moment ist. Aber ist es achtsam? Nein. Der Hund lebt zwar völlig im Moment, aber er ist nicht wirklich achtsam. Denn Achtsamkeit beinhaltet eine Bewusstheit, die der Hund nicht haben dürfte. Du bist dir beispielsweise deines Atems bewusst, was der Hund vermutlich nicht ist. Du bist dir darüber bewusst, dass du dieses Buch liest, Dinge siehst, Dinge hörst. Achtsamkeit erfordert also auch ein Wissen über die eigene Präsenz. Du kannst dir bewusst sein, dass du bewusst bist.

Achtsamkeit bedeutet damit auch, dass du das Steuerrad über dein Erleben wieder übernimmst, statt dich vom Außen herumschubsen zu lassen. Zugleich hat Achtsamkeit auch viel mit

Hingabe und Geschehenlassen zu tun. Denn es geht nicht darum, die Außenwelt zu verändern, sondern die Realität überhaupt erst einmal so wahrzunehmen, wie sie ist. Das tun wir nämlich meist nicht. Sobald ein Reiz auf unsere Sinne trifft, bewerten wir ihn, finden ihn gut oder schlecht, halten ihn von uns fern oder klammern uns daran fest. Achtsam hingegen lassen wir die Realität auf uns wirken und erleben sie. Wir steuern erst einmal weniger, und genau dadurch aber bekommen wir die Steuermacht über unser Erleben zurück. Denn durch das bewusste Wahrnehmen des gegenwärtigen Moments bemerken wir auch, welche Impulse in uns als Antwort auf äußere Reize entstehen, und können entscheiden, wie wir damit umgehen wollen.

Wenn du merkst, dass du negative Gedanken hast, kannst du sie loslassen. Wenn du dir dessen überhaupt nicht bewusst bist, steuern die Gedanken hingegen dich. Wenn du merkst, dass Emotionen in deinem Körper hochsteigen, kannst du dich dafür entscheiden, sie zu beobachten, statt automatisch darauf zu reagieren. Durch diese Bewusstheit gewinnst du eine ganz neue Freiheit, die auch eine Freiheit von der Angst ist. Oder besser: eine Freiheit *in* der Angst. Du musst nicht mehr vor der Angst weglaufen, sondern bist mehr und mehr in der Lage, auch sie als Teil des gegenwärtigen Moments wahrzunehmen. Du bist nicht mehr die Angst. Und du wirst auch nicht mehr von ihr gefangen gehalten.

Ich weiß, dass all das anfangs sehr schwer zu verstehen ist. Man muss es erleben und Schritt für Schritt vertiefen. Genau dazu aber haben wir ein Leben lang Zeit. Wer davon einmal wirklich gekostet hat, der bleibt meist dabei.

Was uns Achtsamkeit und Meditation vor allem schenken, sind Stabilität, Klarheit und Frieden mit der Welt und uns selbst. Diese drei Qualitäten sind ganz eng damit verbunden, dass wir weniger Angst erfahren müssen. Lass mich das genauer erklären.

Stabilität

Stabilität bedeutet, dass dein Geist auf einem Objekt ruhen kann, ohne ständig wieder abzudriften, sich von irgendetwas ablenken zu lassen oder geistig auf Wanderschaft zu gehen. Es ist genau, das Gegenteil von dem, was beispielsweise Social Media mit unserem Gehirn macht. Unser Geist ist von Natur aus – und vor allem konditioniert durch die Gesellschaft, in der wir leben – alles andere als stabil. Indem wir in der Meditation unsere Aufmerksamkeit immer wieder zum Atem zurückbringen oder in der Achtsamkeitspraxis ganz bei einer Tätigkeit sind, schulen wir unseren Geist, dass er bei dem bleibt, wofür wir uns entschieden haben. Das macht uns im Alltag sehr viel aufgeräumter und kann verhindern, dass sich in allen möglichen unordentlichen Ecken unseres geistigen und emotionalen Systems Angstnester einrichten.

Klarheit

Klarheit bedeutet, dass du die Dinge immer deutlicher siehst, immer deutlicher wahrnimmst. Du kannst es dir folgendermaßen vorstellen: Wenn du unbewusst neben dem Fernsehen etwas isst, wirst du wahrscheinlich wenig von dem Geschmackserlebnis in deinem Mund mitbekommen, weil keine Klarheit herrscht – dein Geist ist irgendwo, aber nicht beim Schmecken. Wenn du dagegen in einem teuren Restaurant für nur ein Gericht hundert Euro zahlst und die Köche dafür die feinsten Lebensmittel aus der ganzen Welt zusammengesucht haben, willst du mit all deinen Sinnen beim Riechen, Schmecken und Wahrnehmen sein. Und du nimmst wahrscheinlich eine Geschmacksexplosion in deinem Mund wahr. Nicht nur, weil das Essen etwas Besonderes ist, sondern weil du ihm deine volle Aufmerksamkeit schenkst. In viel größerer Klarheit bemerkst du die einzelnen Facetten und Nuancen dieses Essens.

Genauso ist es mit deinem Innenleben und deiner Gefühlswelt. Je länger du dort deine Aufmerksamkeit hinwendest, umso klarer wird deine Wahrnehmung der einzelnen Nuancen deines Fühlens und Empfindens. Du wirst deine Gedanken immer deutlicher bemerken und aus dieser Klarheit heraus natürlich auch viel seltener in unbewusste Negativschleifen geraten.

Dein Bewusstsein klärt und schärft sich.

Stell dir einmal vor, dein Bewusstseinszustand ließe sich mit einem Drehknopf wie bei einem alten Radio einstellen. Dieser Drehregler des Bewusstseins reicht von eins bis einhundert. Bei drei liegt ungefähr dein Alltagsbewusstsein. Das ist die Stufe, die du während des Tages und deiner üblichen Aktivitäten erreichst. Wenn du gemütlich vor dem Fernseher sitzt, ist es vielleicht eine zwei, abends kurz vor dem Einschlafen eine eins, und nachts, wenn du schläfst, ist das Radio ganz aus. Das heißt, dein Leben spielt sich im Wachzustand zwischen eins und drei ab. Das ist für dich – und nebenbei bemerkt für fast alle von uns – normal. Du denkst, so ist das Leben eben. Vielleicht erfährst du gelegentlich durch Zufall ein Gipfelerlebnis – die Geburt eines Kindes oder das Hochgefühl, nachdem du einen Berg erklommen hast, die Stille nach einer großen Anstrengung, wenn dein Geist plötzlich ruhig ist. Solche besonderen Momente reichen auf dieser Skala des Drehreglers dann vielleicht bis zehn.

Aber das Rädchen lässt sich noch weiter drehen. Viel weiter. Wer in tiefer Meditation immer bewusster wird, erkennt schnell, dass es auch bei der einhundert nicht endet, sondern dass die Weite unseres Bewusstseins unendlich ist. Aber ich möchte hier gar nicht auf mystische Erfahrungen eingehen. Ich möchte dich vielmehr dazu einladen, dir vorzustellen, wie dein Leben wäre, wenn du deinen Alltag auf Stufe fünf statt drei erleben würdest. Der Schlüssel dazu ist die Achtsamkeit – und auch die Klarheit, die dein Bewusstsein dadurch erreichen kann.

Mithilfe der Achtsamkeit kannst du negative und dich hilflos machende Gedanken immer öfter bereits während ihrer Entstehung wahrnehmen. Dann wirst du natürlich auch nicht mehr auf sie hereinfallen. Wenn du bestimmte Gedanken kommen siehst, kannst du sie auch wieder gehen lassen. Niemand kann dich zwingen, weiter auf ihnen herumzukauen.

Mit immer größerer Klarheit kannst du wahrnehmen, was in dein Bewusstseinsfeld kommt und wieder geht. Du mischst dich viel weniger ein und lässt dich auch viel weniger beunruhigen und ängstigen. Das führt zu dieser dritten Qualität, die Achtsamkeit und Meditation nach einer Zeit der Praxis in uns wachrufen.

Frieden

Frieden ist nicht nur eine Empfindung, sondern auch eine Art, wie wir auf die Welt blicken. Es ist die widerstandslose Offenheit gegenüber dem, was uns begegnet. Fast den ganzen Tag kämpfen wir normalerweise gegen Dinge im Außen oder in unserem Innen an. Im Inneren gegen Gedanken, schwierige Emotionen und Empfindungen. Im Außen gegen den Stress, die Belastungen, die Aufgaben, die Umstände. Das Leben fühlt sich mehr wie ein Überleben statt eines Erlebens an.

Durch die Achtsamkeitspraxis lernen wir, allen Dingen mit mehr Frieden zu begegnen. Das beginnt mit der klaren Entscheidung für ihn. Der Entscheidung, die eigene emotionale

Welt inklusive der Angst, die dort gelegentlich auftaucht, zu akzeptieren. Aber genauso im Außen das Leben, die Begegnungen und die Herausforderungen. All das lernen wir erst einmal wahrzunehmen und anzunehmen, wie es ist, und nicht dagegen zu kämpfen. Dabei bedeutet annehmen nicht, leidvolle Dinge hinzunehmen, sondern die Welt erst mal so zu sehen, wie sie tatsächlich ist, und daraus dann die Entscheidung zu entwickeln, die Dinge entweder friedvoll sein zu lassen oder gezielt zu verändern.

Einsicht in die Vergänglichkeit

Mit fortschreitender Klarheit, Stabilität und Frieden erkennen wir eine wesentliche Eigenschaft aller Dinge, ob es Lebewesen, Emotionen, Gegenstände oder Gedanken sind: Sie sind vergänglich. Eines Tages wird es sie nicht mehr geben. Bei Emotionen sprechen wir hier von Minuten, beim Lebewesen Mensch von siebzig oder hundert Jahren, bei der Sonne von ein paar Jahrmilliarden.

Zen-Meister Shunryū Suzuki soll mal von einem seiner Schüler gefragt worden sein: »Schon seit vielen Jahren komme ich und höre dir zu. Aber ich verstehe die Essenz von dem nicht, was du uns sagst. Kannst du das Wichtigste für mich in einem Satz ausdrücken?«

Der Meister antwortete mit einem Lächeln: »Alles verändert sich.«

Wir brauchen nicht lange nachzudenken und auch nicht jahrelang zu meditieren, um zu verstehen, dass sich alles verändert, dass nichts so bleibt, wie es ist. Das ist etwas, was wir alle wissen. Zumindest auf gedanklicher Ebene ist es uns vollkommen bewusst. Alles, was sich jemals gebildet hat, was entstanden ist, wird auch wieder vergehen. Nichts währt ewig. Und seit der Antike gibt es diesen berühmten Satz:

Das einzig Konstante ist die Veränderung.

Um diese Wahrheit allerdings wirklich zu verinnerlichen und auch das eigene Leben daran auszurichten, braucht es tatsächlich eine Menge an innerer Weisheit, wie sie durch jahrelang praktizierte Achtsamkeit und Meditation wachsen kann. Wenn wir still sind und all die Dinge und Erscheinungen beobachten, dann bemerken wir, wie sie kommen und gehen. Dann merken wir, dass auch eine Angst einfach eine Energie ist, die in uns aufsteigt, durch unseren Körper flutet und wieder verschwindet. Diese Erfahrung der Vergänglichkeit kann uns davon befreien, irgendetwas im Leben festhalten zu wollen – seien es materielle Dinge, andere Menschen, Position und Status oder auch emotionale Zustände. Die Dinge kommen zu uns und gehen wieder. Das können wir nicht verhindern. Wenn wir das verinnerlicht haben, haben wir ein großes Stück Freiheit gewonnen. Und wir haben eine ganz bestimmte Angst auch schon weitgehend verloren: die Angst vor der Angst. Denn wir wissen, dass auch sie, egal wie oft sie noch kommen mag, immer auch wieder geht. Das ist sicher.

Mein Raus-aus-der-Angst-Tipp

Mach dir einmal Folgendes bewusst: Bevor du dieses Buch in die Hand genommen hast, hast du dich anders gefühlt als jetzt in diesem Moment. Und du hast ganz bestimmt auch deine Ängste anders gesehen, als du sie jetzt siehst. Es ist Bewegung in deinen Umgang mit der Angst hineingekommen. Kannst du das wahrnehmen?

Als ich während meines Studiums und in den Jahren als junger Ingenieur von diesen heftigen Ängsten und Panikattacken geplagt war, wusste ich keinen Ausweg. Für mich waren diese Ängste die Ewigkeit. Die Panik ließ momentweise locker, doch in dieser Zeit war ich in meiner Angst vor der nächsten Attacke gefangen. Wandel gab es nicht. Es schien mir so, als würde ich aus diesem Leid nicht mehr herausfinden können.

Doch schon in dem Augenblick, am Tiefpunkt meines Lebens, als ich an diesem frühen Montagmorgen vor dem Spiegel stand, mit Erschrecken mein gequältes Gesicht sah und aus ganzer innerer Kraft entschied, dass ich so nicht weitermachen würde, war diese leidvolle Ewigkeit unterbrochen. Ich hatte einen Cut hineingebracht. Dieser Blick in meine leeren Augen, die mir aus dem Spiegel entgegenschauten, hatte mich so entsetzt, dass es mir so vorkam, als würde die Zeit stehen bleiben. Dieses ewige Rasen in die Zukunft, in der ich noch dieses oder jenes erreichen und schaffen müsste, hatte von einer Sekunde zur anderen aufgehört. Ich war komplett gegenwärtig. Ich stand ganz präsent vor dem Spiegel, erschrocken und zugleich irgendwie mit einem Funken Zuversicht. So würde es nicht weitergehen. Ich würde mein Leben verändern.

In diesem Augenblick, der aus dem Kontinuum des Leidens herausgefallen war, war eine intuitive Form der Achtsamkeit zu mir gekommen. Es sollte noch eine ganze Weile dauern, bis ich ganz bewusst etwas mit Achtsamkeit anfangen konnte. Doch der erste Schritt war getan: die Entscheidung für eine Veränderung. Und ich konnte diese Entscheidung treffen, weil ich nicht mehr hundertprozentig mit meiner Angst und ihrer ewigen Dauer identifiziert war.

In den Jahren der intensiven Meditationspraxis, die diesem Augenblick folgen sollten, realisierte ich immer mehr, wie vergänglich auch so etwas wie Angst ist. Und ich wünsche mir mit all meinem Mitgefühl für dich, dass dir dies auch gelingt. All die Angebote in diesem Buch habe ich nur deswegen zusammengestellt. Bevor wir uns im nächsten großen Kapitel anschauen, wie du mithilfe der Achtsamkeit und ein paar anderer Tools deine Ängste langfristig auflösen und in ein Leben der Erfüllung und der Freude finden kannst, möchte ich dir noch ein paar allgemeine praktische Anregungen für eine regelmäßige Achtsamkeitspraxis ans Herz legen.

In die Achtsamkeit hineinfinden

Du hast unzählige Möglichkeiten, die Achtsamkeit in deinem Leben zu etablieren. Die kleine Übung des Innehaltens, die ich dir am Anfang dieses Kapitels gegeben habe, kannst du beispielsweise täglich zu festen Zeiten praktizieren, und sie wird dir sehr viel bringen. Ideal ist eine regelmäßige Meditationspraxis – sehr ausführlich habe ich darüber in meinem Buch *Meditation. Stress und Ängste loswerden und endlich den Geist beruhigen* geschrieben. Ich kann es dir sehr ans Herz legen, denn Meditation ist nachgewiesenermaßen ein sehr wirksames Mittel gegen Ängste und darüber hinaus auch gegen Stress und Depressionen und vieles mehr, was uns moderne Menschen heute quält.

Von ganzem Herzen möchte ich dir an dieser Stelle auch meine Achtsamkeitsakademie empfehlen (www.achtsamkeitsakademie.de). Sie ist zu einer wundervollen Gemeinschaft von Gleichgesinnten geworden, die sich auf genau diesen Weg gemacht haben, mehr Leichtigkeit, Achtsamkeit und Ruhe ins Leben zu bringen. Meine große Einladung an dich: Schau dort vorbei und werde Teil dieser großen Bewegung.

Auch wenn es letztlich ganz einfach ist, braucht es doch für uns die Praxis. Sie wird niemals enden. Wir vertiefen immer mehr das, was Shunryū Suzuki als Essenz seiner Erfahrung beschrieb. Wir erkennen: Ein Gedanke kommt – ein Gedanke geht. Eine Emotion kommt – eine Emotion geht. Ein Vogel zwitschert vor dem Fenster, und es ist wieder still.

Kommen und Gehen

Ein wundervoller Weg, den aufgewühlten Geist zur Ruhe zu bringen, ist es, die Vergänglichkeit der Gedanken zu erleben. Dazu reicht es, die Augen zu schließen und wahrzunehmen, was in deinem Kopf los ist.

Frage dich einmal: Welcher Gedanke wird wohl als Nächstes kommen? Und dann wartest du, um diesen nächsten Gedanken auch wirklich zu erwischen. Meist löst diese Frage aus, dass für einen Moment Stille herrscht. Erfahre diese Stille, erlebe sie. Und wenn dann der nächste Gedanke kommt, nimmst du ihn einfach wahr. Aha, da ist ein Gedanke. Und während bald der nächste nachkommt, ist der erste Gedanke schon wieder gegangen. Sie kommen und gehen wie Wolken am Himmel oder wie das Zwitschern eines Vogels am Morgen, das bald wieder verstummt. Beobachte deine Gedanken, und wenn sie dich einmal mitreißen, dann kehrst du, sobald du das bemerkt hast, wieder zu der Frage zurück: Welcher Gedanke wird als Nächstes kommen?

Alle Gedanken sind nur Angebote. Dein Verstand bietet sie dir aus den unterschiedlichsten Gründen an, und du kannst diese Angebote annehmen oder vorüberziehen lassen. Du kannst diese Gedanken bewusst weiterführen, Entscheidungen treffen oder Schlussfolgerungen ziehen. Oder du lässt die Gedankenangebote einfach wieder verschwinden. Du überlässt sie ihrer Vergänglichkeit.

Drei Wege in die Gegenwärtigkeit

Es gibt drei große Hilfsmittel, die dich in die Präsenz, in den Augenblick, in die Achtsamkeit führen können. Sie werden in den östlichen spirituellen Traditionen seit Langem genutzt und wurden in jüngerer Zeit zum Beispiel sehr ausführlich von Eckhart Tolle beschrieben, insbesondere in seinem Hörbuch *Torwege zum Jetzt*.[4] Diese drei Wege sind Atem, Körper und Stille. Alle drei können dir sehr zuverlässig helfen, den Strudel des Alltäglichen zu verlassen und ganz in der Gegenwart anzukommen.

Auf drei Wegen in die Achtsamkeit finden

Ob du dich täglich auf deinen Meditationssitz begibst und praktizierst oder ob du mitten im Alltag innehältst, um die Achtsamkeit zu üben, die folgenden drei Wege kannst du immer nutzen:

- **Atem**: Der Atem verbindet dich mit dem gegenwärtigen Moment. Schließ einmal deine Augen und spüre, wie du einatmest und wie du wieder ausatmest. Beobachte deinen Atem, lass ihn kommen und gehen. Er ist immer im Moment und damit dein Anker in der Gegenwart.
- **Körper**: Spür in deinen Körper hinein. Spür einzelne Körperstellen wie deinen linken Fuß oder deinen Bauch. Oder du spürst einmal ganz in Ruhe alle Bereiche deines Körpers nacheinander: Du spürst deinen Kopf ..., den Hals ..., deinen Nacken ..., die Arme und Hände ..., den Rücken ..., die Brust ...,

deinen Bauchraum ..., dein Becken ..., deine Beine ..., deine Füße auf dem Boden ... Lass dich ganz fallen in die Wahrnehmung deines Körpers, der immer in der Gegenwart ist.

- **Stille**: Auch die Stille hilft dir, ganz in der Gegenwart anzukommen, wo du Frieden und Gelassenheit finden kannst. Lausche einmal, ob du sie wahrnehmen kannst. Selbst wenn Geräusche da sind, kannst du die Stille zwischen ihnen – zum Beispiel zwischen den Worten eines Sprechers – hören. Und du kannst die Stille hinter allen Geräuschen erahnen, die Stille in deinem Körper, der einfach ist. Wie Gedanken und Emotionen erscheinen auch die Geräusche im Bewusstseinsfeld, und sie gehen wieder. Was bleibt, ist die Stille. Mach dich auf die Suche nach ihr. Finde sie in jedem Moment deines Innehaltens.

Alle Angebote für Achtsamkeit und Meditation sind nur Worte, solange du sie nicht in die Praxis überführst. Als Worte mögen sie nett klingen, vielleicht aber auch beliebig und schon so oft gehört. Sobald du aber auch nur für einen Moment eine Erfahrung von wirklicher Gegenwärtigkeit machst, ändert sich alles. Erst dann ergeben die Worte wirklich einen Sinn. Dann brauchst du sie aber auch nicht mehr. Dann hast du von dem gekostet, was sie dir geben wollten.

Vielleicht braucht es eine Weile, bis du zu dieser Erfahrung vordringst. Vielleicht geht es auch ganz schnell. Ziemlich sicher aber wird es ein wechselvoller Weg sein, den du mit der Achtsamkeit zurücklegst. Mal wird es dir gelingen, achtsam mit deinem Leben, deinem Alltag und auch deinen Ängsten umzugehen, und dann wieder wird es Tage oder Phasen geben, an denen es nicht funktioniert. Wichtig ist, dranzubleiben und dir immer wieder die Möglichkeit zu schenken, gegenwärtig zu werden.

Was du praktizierst, kann ganz simpel sein. Natürlich wäre es wundervoll, wenn du jeden Tag eine Stunde früher aufstehst, um zu meditieren. Doch auch wenn du täglich zweimal für drei Minuten in eine der hier vorgestellten Achtsamkeitsübungen gehst, ist das eine wertvolle Praxis, die viel bewegen kann.

Mein Rein-in-die Achtsamkeit-Tipp

Die Schulung der Achtsamkeit lebt von der Regelmäßigkeit. Du kannst dir dafür irgendetwas Alltägliches als Signalgeber auswählen. Und immer wenn das Signal kommt, hältst du inne. Du gehst ganz in den Moment, spürst deinen Atem, nimmst deinen Körper und seine Lebendigkeit wahr und kommst damit ganz im Zentrum deines Lebens an: in der Gegenwart. Das Signal kann sehr viele Formen annehmen, zum Beispiel:

- Nach jedem Telefonat machst du eine kleine Achtsamkeitspause.
- Immer wenn du dich in dein Auto setzt, hältst du zuerst einen Moment achtsam inne,
- oder immer wenn du an einer roten Ampel zum Halten kommst.
- Vor jedem Essen,
- immer wenn du durch deine Schlafzimmertür gehst,
- bei jedem Händewaschen bist du voll und ganz präsent und spürst, was du tust.
- Steck dir einen Gegenstand – einen kleinen Stein, eine Muschel oder vielleicht auch eine Mala, eine Gebetskette – in die Hosen-, Jacken- oder auch Handtasche; und immer wenn du in deinem Alltag diesen Gegenstand spürst oder berührst, ist es Zeit für einen Achtsamkeitsmoment.

Wähl dir ein solches Signal aus, das möglichst mehrfach am Tag bei dir vorkommt, und nutze es als deinen Anker zum Achtsamkeitstraining. Wenn du mit der Zeit zunehmend achtsamer wirst, lässt du dich immer weniger von deinen Gedanken und inneren Regungen in die Angst hineinreißen.

Eine ganz wesentliche Praxis für den Alltag kann es sein, dich immer wieder an die Achtsamkeit zu erinnern, sobald du in irgendeine Angst zu rutschen drohst oder bereits gerutscht bist. Sobald dir auffällt, dass es dir nicht gut geht und deine typischen Angstsymptome spürbar sind, drück die Stopptaste. Nutze das, was ich im Kapitel »Raus aus der akuten Angst« beschrieben habe, oder praktiziere eine Achtsamkeitsübung, die dir bereits geläufig ist. Geh mit deiner Aufmerksamkeit zum Beispiel ganz langsam durch deinen Körper, lausche auf die Stille oder nimm ganz bewusst fünf oder zehn Atemzüge. Lass dich nicht zu tief in das Feld der Angst hineinziehen, sondern bleib bei dir und bemerke dieses Feld, diese Energie, die sich durch dich hindurchbewegt. Mal wird das funktionieren, und dann wieder wirst du es vielleicht auch mal nicht schaffen, dich von deiner Angst zu distanzieren. Doch du bist dabei, einen neuen Umgang mit ihr zu etablieren. Das zählt.

Mein Rein-in die-Achtsamkeit-Tipp

Im Alltag ist es ja oftmals so, dass wir es erst bemerken, wenn es schon zu spät ist: Wieder sind wir ins Rasen gekommen, in den Stress, ins Schimpfen, in die Angst. Damit das nicht mehr so leicht passieren kann, ist es sehr wertvoll, nicht zu lange Zeit auf Autopilot zu funktionieren. Das klappt besonders leicht, wenn du dir einen Wecker stellst, der beispielsweise zu jeder vollen Stunde kurz läutet. Es gibt auch unterschiedliche Meditations-Apps, die diese Funktion anbieten. Wann immer das Signal oder der Gong ertönt, hältst du inne und spürst für ein paar Atemzüge in dich hinein. Du nimmst wahr, was gerade da ist, und beobachtest meistens dabei auch schon, wie du dich beruhigst und entspannst, einfach weil du wieder bei dir bist. Schon nach wenigen Sekunden kannst du deine Alltagstätigkeit neu aufnehmen und die Achtsamkeit dort mit hineinnehmen.

Ein solches stündliches Signal ist noch konkreter und vor allem regelmäßiger als die Erinnerungen, die ich dir im letzten Tipp vorgestellt habe. Probier aus, was am besten für dich passt.

Fünf Tage Achtsamkeit – mein Geschenk an dich

Bevor wir im nächsten Kapitel noch konkreter schauen, wie du dich langfristig von Ängsten befreien kannst, habe ich ein kleines Geschenk für dich. Ein Buch hat zwangsläufig eine begrenzte Seitenanzahl, und ich kann unmöglich alles niederschreiben, was ich in meinem Kopf und in meinem Herzen zum Thema Achtsamkeit statt Angst und Panik für dich habe. Darum habe ich mich ins Studio gesetzt und für dich einen Grundkurs in Achtsamkeit aufgenommen, der dir helfen soll, dein Bewusstsein zu erweitern und im Moment anzukommen.

★ In diesem Audiokurs, der im Bonusbereich zu diesem Buch zu finden ist, begleite ich dich fünf Tage lang mit geführten Übungen. Den Link und QR-Code zum Bonusbereich findest du auf S. 36 im Kapitel »Dein exklusives Bonusmaterial zum Buch«.

Frei von Angst sein

Der dunkelste Tag meines Lebens war gleichzeitig auch der wichtigste. Es war dieser schon beschriebene Montag nach der zweiwöchigen Dienstreise, die hauptsächlich aus Krisenmeetings bestanden hatte – Stress, Zwölf-Stunden-Arbeitstage, ständiges Hetzen, nächtliche Panikattacken. Als ich an dem besagten Montagmorgen irgendwann gegen vier Uhr vorm Spiegel stand und nur noch einen Schatten meiner selbst erblickte, war da einerseits ein Erschrecken darüber, mich so zu sehen. Gleichzeitig gingen mir immer noch Gedanken durch den Kopf wie »Was ist, wenn ich heute in der Arbeit einen Totalausfall habe? Was werden die Kollegen von mir denken, wenn ich so fertig in die Arbeit komme? Was, wenn …?«.

Mein Magen drehte sich um, mir wurde schlecht. Und in diesem Moment schoss durch meinen Körper eine Wut, die ich so noch nicht kannte. Ich war wütend. Richtig wütend! Innerlich schrie es: »Es reicht! So geht es nicht weiter! Willst du so dein Leben verbringen?!«

Alles in mir antwortete mit einem entschiedenen, lautstarken Nein.

Mit dieser Klarheit kamen auf einmal ganz neue Fragen in meinen Kopf: »Wie kann es sein, dass ich mich so schlecht behandle, obwohl ich in meinem Leben so viele Möglichkeiten habe? Wie kann es sein, dass ich so viele Freiheiten habe und es mir trotzdem so dreckig geht? Was brauche ich, um glücklich zu sein? Was muss ich tun, um zurück in meine Kraft zu kommen?

Was brauche ich, um erfüllt zu leben?

Es war das erste Mal seit Monaten, dass ich ein Gefühl von Hoffnung und sogar eine kleine Note von Zuversicht verspürte. Sie kam aus meiner Bereitschaft, ab jetzt etwas anders zu machen. Ich hatte angefangen, mir die wesentlichen Fragen zu stellen: jene, die meinem Wesen entsprechen. Und genau sie waren der Beginn meiner Reise zu mir selbst.

Wenn du dieses Buch bis hierhin gelesen hast, bist du bereits auf dieser Reise – der Reise zu dir selbst. Ich hoffe sehr, dass dir die bisherigen Kapitel schon helfen konnten, neu auf die Angst zu schauen und in dir ebenfalls diese freudige Bereitschaft zu entwickeln, etwas in deinem Leben zu ändern und zum Wesentlichen vorzudringen, zu dem, was dein Wesen ausmacht. In diesem Kapitel möchte ich dich dabei begleiten, wirklich in Frieden mit der Angst zu kommen. Es gibt unzählige Ansätze, Übungen, Therapien und Reflexionsmethoden für die Heilung von Angstproblematiken – und ich habe jede Menge davon selbst probiert. Hier möchte ich dir das mitgeben, was für mich am besten funktioniert hat und bis heute funktioniert.

★ Im Bonusbereich zum Buch findest du außerdem noch ein Video und geführte Meditationen. Den Link und QR-Code zu diesem Bereich findest du auf S. 36 im Kapitel »Dein exklusives Bonusmaterial zum Buch«.

Legen wir noch einmal los? Auf der Basis all dessen, was du bis hierher weißt und sicher auch schon erprobt hast, darfst du sehr wertvolle neue Erfahrungen mit deiner Angst, vor allem aber mit Freiheit, Freude und neuer Leichtigkeit erwarten.

Mein Raus-aus-der-Angst-Tipp

Die Soforthilfe in Angstmomenten, die ich dir im vorletzten Kapitel vorgestellt habe, ist zugleich auch der Start für den Schritt-für-Schritt-Weg hinein in ein erfülltes Leben. Nutze also unbedingt die dort beschriebenen Tools. Wenn du das regelmäßig tust, wann immer du es mit einer Angst zu tun bekommst, wirst du merken, wie sich etwas grundlegend verändert. Dein Gehirn macht neue Erfahrungen, deine Angst vor der Angst schwindet, und die Freiheit hält in deinem Leben Einzug. Alles, was ich dir hier in diesem Kapitel anbiete, sind zusätzliche Werkzeuge, die dir helfen, die Angstproblematik wirklich an der Wurzel zu lösen.

Dein Mut, der Angst zu begegnen

Ich bekomme oft die Frage gestellt: »Peter, wie werde ich endlich meine Ängste los?« Und die ernüchternde Antwort, die ich dann geben muss, ist: »Gar nicht.«

Angst ist und bleibt ein Bestandteil des Menschseins, und wie du bereits weißt, hat sie einen evolutionär wichtigen Nutzen. Die Frage ist daher nicht, wie wir sie abschütteln, sondern: In welchem Ausmaß lassen wir unser Leben von ihr bestimmen? Und können wir selbst *mit der Angst* frei sein?

Was wir nämlich tatsächlich tun können, ist, die Wirkmechanismen der Angst so gut zu verstehen und uns durch Selbsterkenntnis und inneres Wachstum so weiterzuentwickeln, dass diese Emotion kaum noch nötig ist und schon gar nicht mehr über unser Leben und unser Lebensgefühl bestimmt. Wenn sie dann mal wiederkommt, können wir sie einfach nur wie jede andere Empfindung friedvoll kommen und gehen lassen. Doch um an diesen Punkt zu gelangen, müssen wir aufhören, vor der Angst wegzulaufen. Wir brauchen den Mut und das Herz, sie kennenzulernen. Genau diesen Mut, dieses Herz hast du schon so wundervoll aufgebracht, wenn du in diesem Buch an dieser Stelle hier angekommen bist. Auf den folgenden Seiten möchte ich dir zunächst noch mehr Motivation dafür an die Hand geben, diesen Mut weiterhin zu kultivieren.

Angst zeugt von Intelligenz

Die Problematik in unserer Gesellschaft ist, dass wir Ängste, Depressionen, psychosomatische Erkrankungen und alles, was damit einhergeht, als Krankheit bezeichnen. Als etwas, das falsch ist und nicht da sein sollte. Als etwas, das weggemacht werden muss. Ich weiß nicht, wie stark du unter Ängsten leidest und ob du sogar Panikattacken kennst. Es ist wichtig zu verstehen, dass selbst Extreme wie eine Angsterkrankung, eine Depression oder ein Burnout eine gesunde Reaktion auf ein krankes System sind. Es wirkt eine Intelligenz in dir, die dir mit diesen unangenehmen Erscheinungen mitteilen möchte, dass das Leben, das du führst, und die Art, wie du es innerlich verarbeitest, ungesund sind. Das heißt: Deine Außenwelt, aber vor allem deine Innenwelt benötigen deine Aufmerksamkeit. Solche Krankheiten sind wie ein Notruf deines Körpers, der dich dazu zwingt, andere Wege zu gehen.

Ein starkes psychisches Ungleichgewicht entsteht selten von heute auf morgen. Natürlich gibt es Ausnahmen, wenn Menschen beispielsweise durch einen Unfall, eine Vergewaltigung oder den Tod eines engen Angehörigen aus der Bahn geworfen werden. Der Regelfall, warum Menschen im Burn-out, einer Depression oder einer Angsterkrankung landen, ist ein langer Weg.

Es beginnt, Monate oder gar Jahre bevor wir wirklich von Symptomen lahmgelegt werden. Der Körper spricht mit uns. Nicht mit Worten, sondern in Form von Warnsignalen, wie gelegentlichen Kopfschmerzen, innerer Unruhe, Magen-Darm-Problemen, Lustlosigkeit, Erschöpfung, Energiemangel, andauernder Müdigkeit, Schlafstörungen, verminderter Leistungsfähigkeit, Konzentrations- und Gedächtnisproblemen, Entscheidungsunfähigkeit, verringerter Initiative und Fantasie, verstärktem Grübeln und vielem mehr. Die meisten Menschen ignorieren aber genau diese Dinge – im Versuch, weiter zu funktionieren.

Das Unterbewusstsein strebt ständig danach, unser Leben in Balance zu halten, doch unser bewusster Verstand folgt nur allzu oft seinen eigenen Vorstellungen, wie das Leben zu sein hat. Sei mal ehrlich zu dir selbst: Wie oft überschreitest du deine körperlichen Kapazitäten im Versuch, weiter zu funktionieren? Und so kommt es manchmal dazu, dass das Unterbewusstsein seine letzten Mittel aufbringen muss, um uns zu stoppen, damit wir unseren Körper nicht vollkommen kaputt machen.

Wir dürfen hier verstehen – und ich gebe zu, das war auch für mich sehr schwer –, dass unser Körper und unser Unterbewusstsein auf unserer Seite sind. Letzteres möchte, dass es uns gut geht. Denk an unser kleines Gedankenexperiment mit dem Homo sapiens zurück, als wir Gott gespielt haben: Unangenehme körperliche Reaktionen in ihm hervorzubringen war die einzige Möglichkeit, den evolutionär jungen Menschen zu schützen, damit er sich vor drohender Gefahr in Sicherheit bringt.

Um einen gesunden Weg zu finden, auf dein inneres Erleben und dein äußeres Leben zu reagieren, darfst du etwas Wesentliches erkennen: Nichts von dem, was du gerade erlebst, musst du wegmachen. Es ist nichts, wogegen du ankämpfen musst. Nichts, vor dem du weglaufen solltest. Im Gegenteil, du darfst dich ihm zuwenden, dein Herz öffnen und achtsam schauen, was es dir sagen möchte.

In körperlichen Beschwerden, schwierigen Emotionen und in deiner Angst versteckt sich die Antwort auf eine Frage, die du in dir trägst: Wie kann ich erfüllt leben?

Diese Frage ist wie ein Kompass, der dich durch den Dschungel führen möchte. Um die Antwort zu bekommen, darfst du hinsehen, um dein Inneres kennen und verstehen zu lernen. Du darfst deinen Körper, deine Emotionen, deine Innenwelt erforschen. Wie ein Abenteurer, der sich auf eine Reise in die wilden Tiefen einer unbekannten Gegend macht.

Wenn wir bereit sind, hinzusehen und uns unseren Emotionen zu stellen, kann das sehr herausfordernd sein. Es ist leicht, eine Pille einzuwerfen, die uns den Schmerz kurzfristig nehmen kann, oder unsere Aufmerksamkeit mit Fernsehen, sozialen Medien und anderem kurzzeitig auf etwas Nettes oder Spannendes zu lenken. Die Welt um uns herum hat genügend Ablenkungs- und Betäubungsmöglichkeiten erschaffen, weil sehr viel Schmerz in der Welt existiert, den wir nicht sehen möchten.

Mein Rein-in-die-Achtsamkeit-Tipp

Setz deine innere Reise unbedingt fort. Entscheide dich täglich neu dafür. Du wirst staunen, was dich dabei alles noch erwartet. Ja, es wird nicht immer leicht sein, und deine gewohnten Vermeidungsstrategien werden dich immer wieder mit süßer Stimme von deinem inneren Weg wegzulocken versuchen. Manchmal gibt es Schmerz, manchmal Tränen, manchmal fühlst du dich einsam. Doch dieser innere Weg ist das Lohnendste, was wir Menschen überhaupt beginnen können. Unsere Ängste bergen ein immenses Potenzial hin zu einem selbstbestimmten und glücklichen Leben.

Verantwortung – raus aus der Opferrolle

Im Zentrum jedes persönlichen Veränderungsprozesses steht die Eigenverantwortung. Verantwortung für unser Leben zu übernehmen ist der Punkt, an dem die Reise beginnt. Bevor wir das nicht tun, treten wir auf der Stelle und hoffen vergeblich, dass uns jemand an den Ort bringt, an dem wir gern sein wollen.

Verantwortung übernehmen müssen wir hier nicht nur in Bezug auf unseren inneren Prozess. Denn dass einzig und allein wir diejenigen sind, die unser Gehirn neu verdrahten und unser inneres Erleben verändern können, dürfte vollkommen klar sein. Doch auch in Bezug auf die Schuld, die wir oft in äußeren Umständen oder anderen Menschen zu finden glauben, müssen wir zurück zur Eigenverantwortung. Wir sind wie hypnotisiert von der Vorstellung, dass unser inneres Erleben das Resultat der äußeren Umstände ist. »Mein Partner hat mich angeschnauzt, darum bin ich traurig.« »Meine Eltern haben mich immer kritisiert, darum bin ich unsicher.« »Meine Lebensumstände sind schuld, dass es mir so schlecht geht.« »Mein Chef hat mir so viele Aufgaben gegeben, darum bin ich gestresst.« »Das Schicksal hat mich mit diesem Unfall bestraft, darum bin ich unglücklich.« Eine endlose Liste, die Schuld anderen zu geben.

Das Problem, warum wir in diese Falle der Schuldzuweisung gehen und damit die Verantwortung abgeben, ist leicht erklärt. Wenn uns jemand anbrüllt, fühlen wir in unserem Körper entweder Angst, Wut oder Unsicherheit. Das heißt, wir erleben im Außen »Brüllen« und direkt im Inneren eine unangenehme Emotion. Unser Gehirn stellt dann ganz leicht die Verknüpfung her: Brüllen im Außen = Emotion in uns.

Aber es ist eine Fehlverknüpfung, dass die äußeren Umstände direkt unsere Emotionen bestimmen. Wenn wir die nötige Achtsamkeit noch nicht entwickelt haben, übersehen wir, dass zwischen dem äußeren Impuls und dem inneren Erleben ein Bewertungssystem in unserem Gehirn aktiviert wird. Erst durch die innere Kategorisierung des äußeren Erlebens entstehen die Emotionen, die wir fühlen. Der Vorgesetzte guckt in unser Büro und geht wieder – wenn wir keine Bewertung daran knüpfen, kommen keine Emotionen. Unser Herz klopft stark – wenn wir keine Bewertung daran binden, entsteht keine Emotion. Wir nehmen einfach wahr, was ist.

Genau das lernen und verinnerlichen wir nach und nach in der Praxis der Achtsamkeit und auch beim von mir entwickelten Emotionalen Freiheits-Prozess EFP®, den ich dir gleich noch genauer vorstellen werde. Wird uns bewusst, dass zwischen dem Reiz und dem, was wir daraus machen, eine Lücke ist, können wir wählen. Wenn wir weiterhin anderen die Schuld geben, in der Opferrolle bleiben und die Verantwortung abgeben, verlieren wir die Möglichkeit, unser Gehirn neu zu vernetzen und heilsame Erfahrungen zu machen. Übernehmen wir hingegen die Verantwortung, können wir lernen und wachsen und ein völlig neuartiges Lebensgefühl in uns erwecken.

Darum stehst du jetzt vor einer unglaublich wichtigen Entscheidung. Bist du bereit, die Verantwortung zu übernehmen und deiner Angst zu begegnen? Diese Entscheidung wird dir immer wieder abverlangt. Ein Leben lang.

Angst ist eine Einladung vom Leben – nimmst du sie an?

Es geht überhaupt nicht darum anzukommen, »fertig« zu sein, vollkommen angstlos. Das hieße, einer Illusion zu folgen. Weißt du, es gab einen Punkt in meinem Leben, an dem ich geglaubt habe, ich hätte es begriffen. Endlich verstand ich den Weg, wie man sich von seinen Ängsten befreit. Es machte auf einmal alles Sinn. Was die Wissenschaft mir zeigte, deckte sich perfekt mit den alten Weisheitslehren aus dem Buddhismus, und ich erlebte so viel Befreiung in meinem Alltag. Es war ein unglaubliches Hochgefühl. Ein Gefühl, allem überlegen zu sein. Es geschafft zu haben, mich endlich befreit zu haben. Ich merkte, wie gut es mir gelang, mit angstbehafteten Situationen umzugehen und am Ende jeweils Freude und Klarheit zu erleben. Es war eine Phase meiner Entwicklung, die sich wie ein Rausch anfühlte.

Aber wie bei jedem Rausch gibt es das Erwachen am nächsten Morgen. So auch hier. Mein Alltag wurde aufgrund verschiedener Faktoren belastender, ich merkte, dass mir die Energie fehlte, mich den Herausforderungen zu stellen, und langsam schlichen sich wieder Ängste ein. Situationen, die ich bereits erfolgreich gemeistert und bei denen ich sogar Freude empfunden hatte, waren auf einmal wieder angstbehaftet.

Ich fing an zu zweifeln. Ich grübelte wieder. Machte mir selbst Vorwürfe. Ging hart mit mir ins Gericht und zwang mich, absichtlich in schwierige Situationen zu gehen, um mir verzweifelt zu beweisen, dass ich es doch geschafft hatte. Das Leben wurde wieder zu einem Kampf.

Mein Rein-in-die-Achtsamkeit-Tipp

Mach nicht Angstlosigkeit zu deinem Ziel. Wenn du das tust, lädst du direkt das Unglücklichsein zu dir ein. Immer wieder einmal werden stärkere oder subtilere Ängste auf dich warten. Das nimmt sogar zu, je mehr du dich dem Leben öffnest, je tiefer du gehst. Das ist völlig normal, weil du dich dem Unbekannten hingibst. Davor Angst zu haben ist ganz natürlich.

Wenn du gelernt hast, achtsam mit Angst umzugehen, wirst du auch diese Phasen gut meistern und daran wachsen. Wenn du dich dagegen der Angstlosigkeit verschrieben hast und dann trotzdem Angst auftritt, werden Gedanken kommen wie »Ich habe es immer noch nicht geschafft«. Du fängst an zu zweifeln, fragst dich, ob es der richtige Weg war, vergleichst dich wieder mit anderen und verpasst das Leben, weil du grübelst, statt die aufkommende Angst einfach zu umarmen und weiterzugehen.

Mit all dem, was ich damals bereits wusste, und natürlich mit meiner Meditations- und Achtsamkeitspraxis kam ich aus dieser Phase wieder heraus. Ich hatte dazugelernt. Und dann dauerte es nicht lang, und wieder ging es in eine Krise hinein, in der mir neu die Angst auflauerte.

Endlich begriff ich: Genau das bedeutet es, sich als Mensch weiterzuentwickeln. Es geht nie nur aufwärts, es wird nie nur »besser«.

Eine lineare Aufwärtsentwicklung, sobald man sich auf den Weg begeben hat, ist eine große Illusion. Und weißt du, warum wir diese so sehr mögen? Weil wir uns vor schwierigen Zeiten und neuen krisenhaften Phasen voller Angst fürchten. Die Angst ist geblieben: als Angst vor der Angst.

Irgendwann verstand ich endlich, was das Geschenk in diesem Auf und Ab war, das Geschenk der Angst: Diese Phasen waren für mich da. Sie waren dafür da, damit ich Sanftheit gegenüber mir selbst lerne, statt hart mit mir ins Gericht zu gehen. Sie waren da, damit ich eine mitfühlende, liebende innere Stimme entwickle, statt mich voller Kritik weiter anzutreiben. Sie waren dafür da, dass ich Stille und Ruhe selbst in einem anspruchsvollen Alltag finden lerne, statt mich mit aller Macht durchzuboxen. Sie waren für mich da, damit ich lerne, gesunde Grenzen zu setzen, statt zu allem Ja zu sagen, als wäre ich ein Übermensch. Sie waren da, damit ich lerne, dass das Leben pures Sein und Freude sein kann und nicht nur Streben und Schaffen.

Wenn du dich nicht länger vor der Angst fürchtest, dann ist sie kein Problem mehr, sondern nur Empfindung, nur inneres Fühlen.

Dein jetziges Erleben zählt, nicht die Vergangenheit

Viele Menschen befürchten, dass innere Arbeit bedeutet, dass sie in ihre Vergangenheit und zu vielen schmerzhaften Erfahrungen zurückgehen müssten, um herauszufinden, warum sie so geworden sind, wie sie jetzt sind. Sie denken, sie müssen alles in ihrer Biografie verstehen, um dann etwas verändern zu können.

Das mag in manchen therapeutischen Ansätzen funktionieren. Doch schau: Was du im Rückblick herausfindest, ist letztlich nur eine Geschichte, die du dir dann erzählen kannst. Du versuchst, deine Vergangenheit über deine Erinnerung zu rekonstruieren. Aber die Wahrheit ist: So ist deine Vergangenheit nicht gewesen. Gefiltert durch deine Wahrnehmung und verändert durch dein Gedächtnis bleibt bloß eine verzerrte Vorstellung von dem, was tatsächlich gewesen sein mag.

Und selbst wenn du das Gewesene perfekt wiedergeben könntest – was würde es dir nützen? Nichts. Denn du kannst rückwirkend nichts verändern. Allenfalls suchst du Schuldige für das, was du heute erlebst.

Was du brauchst, sind keine Geschichten aus der Vergangenheit. Sondern Verantwortung und ein achtsames Bewusstsein für dein gegenwärtiges Erleben. Nur jetzt kannst du deinen Ängsten begegnen. Nur jetzt kannst du annehmen, was sich in dir zeigt. Nur jetzt kannst du die emotionale Welle surfen, die sich in dir aufbaut. Nur jetzt kannst du Frieden finden. Nur jetzt.

> Du kannst der Angst nur im Jetzt begegnen, darum kannst du sie auch nur hier heilen.

Jedes Mal, wenn du nicht bereit bist, dich deiner Angst zu stellen, behältst du den Schmerz in dir. Jedes Mal, wenn du davonläufst, die Emotion verdrängst, dich im Grübeln verlierst oder anderen die Schuld gibst, behältst du den Schmerz in dir. Du hältst an dem fest, was du eigentlich lösen möchtest.

Wenn du bereit bist, dich sanft und liebevoll deinen Emotionen zu stellen, wirst du merken, wie immer mehr Lebendigkeit in dein Leben kommt. Das ist etwas, was ich nicht nur bei mir selbst, sondern mittlerweile bei Tausenden Mitgliedern der Achtsamkeitsakademie gesehen habe. Um dauerhaft frei von der Angst zu sein, ist diese Veränderung der Blickrichtung der erste wesentliche Schritt: Du drehst dich um und schaust der Angst ins Gesicht – in deinem Tempo, in deiner Intensität, aber mit der kraftvollen Entschiedenheit deines ganzen Herzens.

Ist dieser Schritt – oder besser: dieses Umkehren, das Beenden der Flucht – passiert, kannst du dich den Tools und Anregungen der folgenden Kapitel zuwenden und nutzen, was sich für dich stimmig anhört. All diese Angebote führen dich zu dir selbst und damit zur Basis eines erfüllten und gelingenden Lebens.

Du bist nicht dein Denken

Wie viel die Ängste mit unserem Denken zu tun haben, habe ich im zweiten Kapitel ausführlich beschrieben. Und da ich dir hier so viel Hilfe im Umgang mit deinen Ängsten anbieten möchte wie nur möglich, stellt sich die Frage: Wenn wir uns über das Denken in Angst und Panik hineinmanövrieren können, können wir uns dann nicht vielleicht auch mit seiner Hilfe wieder aus der Angst befreien?

Ich liebe diese Aussage, die Albert Einstein zugeschrieben wird: »Wir können ein Problem niemals auf der Ebene lösen, auf der es entstanden ist.« Das heißt für uns auch: Allein über das Denken wird es niemals gehen – und doch haben wir auf dieser Ebene tatsächlich viele Möglichkeiten, denn unser Verstand ist, richtig genutzt, ein höchst kreatives Werkzeug. Und er kann geschult werden. Münden werden die mentalen Tools immer wieder darin, dass wir uns uns selbst und dem zuwenden dürfen, was in uns ist. Erlaubend. Fühlend. Annehmend.

Hilflose Gedanken entmachten

Ich möchte dir ein Beispiel aus dem Leben meiner Frau erzählen. Als unser Sohn auf die Welt kam, stand die Welt für einige Monate auf dem Kopf, wie es wahrscheinlich bei allen jungen Eltern der Fall ist. Bei uns kam noch erschwerend hinzu, dass wir kaum Unterstützung hatten; die Großeltern und Verwandten wohnten alle weit weg, also waren wir mehr oder weniger auf uns allein gestellt.

Ich kann mich noch gut daran erinnern, als meine Frau nach einer der vielen schlaflosen Nächte plötzlich sagte: »Ich liebe mein Kind nicht genug. Was ist, wenn es die falsche Entscheidung war, ein Kind zu bekommen? Bin ich eine schlechte Mutter? Ich sollte mein Kind doch lieben! Was ist, wenn ich noch nicht reif dafür bin, Mutter zu sein? …«

Ich merkte, dass in ihr durch die erneute schlaflose Nacht voller Babygeschrei eine Art von Gedanken Fahrt aufgenommen hatte, die ich als »hilflose Gedanken« bezeichne. Das sind belastende, sich ständig wiederholende, ungewollte Gedanken, die uns in einem Zustand der Angst festhalten. Sie sind nicht nur unangenehm und in Dauerschleife, sie führen auch zu keinem Schluss und keiner Lösung. Gern beginnen diese Gedankengänge mit: »Was ist, wenn …?«

- »Was ist, wenn ich meinen Job verliere und nicht mehr für meine Familie sorgen kann?«
- »Was ist, wenn ich dick werde?
- »Was ist, wenn ich doch eine Krankheit habe?«
- »Was ist, wenn ich nie den richtigen Partner finde?«
- »Was ist, wenn mein Partner mich betrügt?«
- »Was ist, wenn meine Partnerin stirbt?«
- »Was ist, wenn ich nie meine Berufung finde?«
- »Was ist, wenn ich im falschen Job festhänge?«
- »Was ist, wenn ich jemanden verletze?«
- »Was ist, wenn ich mich blamiere?«
- »Was ist, wenn ich schwanger bin?«
- »Was ist, wenn ich nie schwanger werde?«
- »Was ist, wenn ich mein Kind nicht genug liebe?«
- »Was ist, wenn etwas mit meinem Kind passiert?«
- »Was ist, wenn ich obdachlos werde?«
- »Was ist, wenn ich homosexuell bin?«
- »Was ist, wenn meine Angst immer bleibt?«
- »Was ist, wenn …?«

Du kennst wahrscheinlich diese Art von Gedanken. Unser Verstand versucht damit irgendeine Sicherheit zu finden, weil er die fundamentale Unsicherheit des Lebens nicht aushalten kann. Er lässt uns grübeln und einen Ausweg suchen, wo keiner ist. Unser Leben ist nämlich einfach nicht vorhersehbar. Wir wissen nicht, »was wäre, wenn …«.

Diese hilflosen Gedanken können sich auch als Aussagen zeigen, wenn wir den unangenehmen Ausgang einer Sache schon vorwegnehmen, obwohl wir gar nicht wissen können, dass es so kommt. Oder wenn wir eine negative Feststellung machen und etwas damit als unumstößlich zementieren, was vielleicht ganz anders sein könnte.

- »Ich werde immer dicker.«
- »Ich bin bestimmt krank.«
- »Ich finde nie den richtigen Partner.«
- »Ich liebe meinen Partner nicht genug.«
- »Ich bin nicht mit dem richtigen Partner zusammen.«
- »Ich verliere meinen Partner.«
- »Ich verschwende mein Leben.«
- »Liebe ist gefährlich.«
- »Ich liebe meine Kinder nicht genug.«
- »Ich verliere all mein Geld.«
- »Es passiert bestimmt etwas Schlimmes.«

Das Problem mit den hilflosen Gedanken ist: Je mehr Raum wir ihnen geben, umso mehr saugen sie uns in einen endlosen Strudel von Ängsten und Sorgen hinein. Sie machen uns abhängig, weil sie uns vermitteln: »Wenn ich mich mit meiner Angst beschäftige, finde ich Sicherheit.« Das beruhigt kurzfristig. Dadurch entkommen wir für einen trügerischen Moment der existenziellen Unsicherheit des Lebens, weil wir die Hoffnung in uns tragen, durch das Grübeln zu einer Lösung zu finden. Aber diese unbedingte Unsicherheit des Lebens können wir nicht aufheben, es kann immer alles passieren – und das wissen wir auch. Deswegen hört das Grübeln ja nicht auf und raubt uns Schlaf und Lebensfreude.

Darüber hinaus absorbieren hilflose Gedanken unser Bewusstsein. Sie ziehen es ganz ins Denken, und denken tut nicht weh. Fühlen schon! So ist es kurzfristig leichter zu grübeln, als sich seinen Emotionen zu stellen. So wie es auch leichter ist, Alkohol zu trinken, um sich zu betäuben, oder sich mit dem Smartphone abzulenken, statt die Emotionen zu fühlen, die gerade da sind und gefühlt werden möchten.

Mein Rein-in-die-Achtsamkeit-Tipp

Achtung: Es ist ein Anzeichen für einen hilflosen Gedanken, dass er sich richtig anfühlt. Dass er dir wahr erscheint. Würde er das nicht tun, würdest du ihn nicht denken. Du würdest dir keine Gedanken machen, die sich nicht »richtig« für dich anfühlen. Das ist die Verführungskraft der hilflosen Gedanken, der du nicht auf den Leim gehen solltest.

Meine Frau also war durch die fast schon chronische Erschöpfung in diese Grübelschleife geraten. »Was, wenn ich keine gute Mutter bin? Ich liebe unser Kind nicht genug! …« Ich fragte sie: »Sind diese Gedanken wirklich wahr?« Diese Frage war eine Einladung, aus dem sich beschleunigenden Gedankenkarussell auszusteigen.

Sie nahm die Einladung an. Sie sagte nach einem Moment der plötzlichen Stille erschöpft: »Nein. Was ich da denke, stimmt nicht«, und begann zu weinen.

Ich fragte sie: »Was fühlst du in deinem Körper?«

Sie sagte: »Erschöpfung, Müdigkeit, Angst, Traurigkeit.«

Nachdem sie sich einige Minuten Zeit genommen hatte, diese Empfindungen und Emotionen einfach da sein zu lassen, sagte sie müde, aber deutlich erleichtert: »Ich liebe unseren Sohn. Ich hasse es nur, so erschöpft zu sein. Ich wünsche mir einfach, nur einmal wieder ausschlafen zu können.«

Was meine Frau hier aufgrund ihrer Erfahrung mit solchen inneren Prozessen in wenigen Momenten in die Tat umsetzen konnte, ist eine bewährte Methode, sich von hilflosen Gedanken zu befreien. Vier Schritte sind nötig, die wir gleich noch ganz praktisch durchgehen werden:

- Wahrnehmen
- Benennen

- Hinterfragen
- Fühlen

In vier Schritten raus aus hilflosen Gedanken – Schritte eins und zwei

Erster Schritt: Wahrnehmen. Du bemerkst, dass du hilflose Gedanken wälzt. Es beginnt also wieder beim Achtsamkeitsmuskel, den du schulen darfst. Ohne Bewusstheit über die Gedankenangebote in deinem Kopf hast du nicht die Freiheit zu entscheiden, ob du ihnen folgen willst oder nicht.

Je früher du die hilflosen Gedanken wahrnimmst, umso besser. Oft befallen sie uns unbemerkt, während wir auf Social Media sind oder fernsehen. Und erst wenn wir das Smartphone weglegen oder den Fernseher ausschalten, wird uns bewusst, dass wir uns ängstlich, traurig, niedergeschlagen oder anderweitig unwohl fühlen. Wir merken, dass sich negative Gedanken in unserem Kopf drehen. Doch indem wir es bemerken, haben wir den ersten Schritt getan.

Zweiter Schritt: Benennen. Du benennst die hilflosen Gedanken als das, was sie sind: hilflose Gedanken. Allein dieser Schritt dürfte dich bereits zu 80 Prozent davon befreien. Du sagst: »Aha, das ist ein hilfloser Gedanke. Und da ist noch ein hilfloser Gedanke …«

Unterschätze bitte die Macht dieser hilflosen Gedanken nicht. Anfangs wirken sie so harmlos. Aber es lohnt sich, sie zu identifizieren und zu benennen. Wann immer sie im Alltag auftauchen und du es bemerkst.

Es gibt diesen schönen Spruch: Der Flügelschlag eines Schmetterlings kann einen Orkan auslösen. Damit ist gemeint, dass selbst der stärkste Orkan, der ganze Landstriche dem Erdboden gleichmacht, einmal ganz klein, ganz sanft, vielleicht sogar mit dem Flügelschlag eines Schmetterlings begonnen hat. Genauso ist es mit den hilflosen Gedanken.

Ich kann mich noch sehr gut an die Zeit erinnern, als ich mein Gehirn konsequent von dieser Art Gedanken befreite und es damit nachhaltig veränderte. Ich war das Leiden leid. Ich hatte so viele Herausforderungen, und mein Leben fühlte sich unendlich schwer an. Es musste sich etwas ändern. Also habe ich es mir zur Aufgabe gemacht, jeden, wirklich jeden hilflosen Gedanken, den ich nur wahrnehmen konnte, zu benennen. Konsequent. Die Liste war schier endlos:

- »Oh Gott, ich habe wirklich überhaupt keine Lust auf den Tag. Was ist, wenn es mir abends wieder so schlecht geht?«
- »Was ist, wenn ich nach dem Kaffee wieder Herzrasen bekomme?«
- »Was ist, wenn ich das Frühstück wieder nicht vertrage?«
- »Was ist, wenn ich den Bus zur Arbeit verpasse?«
- »Oh Gott, schon wieder hundert E-Mails in meinem Postfach. Ich schaffe es nicht, die alle abzuarbeiten.«
- »Was ist, wenn ich eine wichtige E-Mail übersehe?«
- »Oh Gott, ich verpasse das nächste Meeting.«
- »Was, wenn ich mich in dem Meeting nicht konzentrieren kann?«
- »Was ist, wenn ich nach dem Mittagessen wieder so ein Völlegefühl habe und müde werde?«
- Und so weiter und so weiter …

So ging das den ganzen Tag. Doch da ich dranblieb, wurden sie mit der Zeit weniger. Und es entstand Raum für neue Gedanken, frische, kreative, positive. Wenn du dieser Praxis mit den vier Schritten konsequent folgst, wirst du nach wenigen Tagen bereits eine enorme Erleichterung feststellen. Denn die Sache ist die: Jeder hilflose Gedanke, der nicht demaskiert wurde und unbewusst sein Unheil treibt, kostet Energie, schürt subtile Mikroängste und raubt dir schlussendlich die Lebensfreude.

> Es sind nicht nur die großen Ängste, die uns das Leben schwermachen. Zusammengezählt richten all die kleinen Mikroängste aufgrund von hilflosen Gedanken mindestens genauso viel Unheil an.

Natürlich kannst du auch die tief im Unterbewusstsein verwurzelten hilflosen Gedanken, die oftmals bereits in der Kindheit entstanden sind, mit den hier beschriebenen vier Schritten entmachten.

An dieser Stelle ist mir kurz eine Sache wichtig, die ich in meinem Buch *Meditation. Stress und Ängste loswerden und endlich den Geist beruhigen* genauer erkläre: Denken ist nicht schlecht. Konstruktive, lösungsorientierte Gedanken helfen uns dabei, Probleme zu lösen. Denken ist eine wichtige und nützliche Funktion unseres Gehirns. Doch so oft sitzen wir nicht mit einem Blatt und Stift am Tisch, um wirklich Lösungen auszuarbeiten. Aber wir liegen oft nachts im Bett und grübeln über alle möglichen Gefahrenszenarien.

In vier Schritten raus aus hilflosen Gedanken – Schritte drei und vier

Dritter Schritt: Hinterfragen der Gedanken. Hilflose Gedanken können uns nur machtlos machen und in die Angst führen, wenn wir glauben, dass sie wahr sind. Der Gedanke »Was ist, wenn mich ein Mammut überrennt?« wird in dir nicht viel auslösen, außer vielleicht ein Lachen. Gedanken wie »Was ist, wenn ich all mein Geld verliere?« oder »Ich bin eine schlechte Mutter« hingegen könnten wir erst einmal glauben. Sie fühlen sich »real« an. »Ich habe ja wirklich das Problem, ich muss mich damit beschäftigen!«

Daher ist der dritte Schritt heraus aus den hilflosen Gedanken, sie auf ihren Wahrheitsgehalt hin zu überprüfen.

Frage dich also: Ist der Gedanke wahr? Ist es wirklich wahr, was ich da denke?

Kommt dir der Gedanke in so einer typischen »Was ist, wenn …?«-Form in den Kopf, solltest du ihn zuerst in einen Aussagesatz umformulieren. »Was ist, wenn ich all mein Geld verliere?« wird dabei zu »Ich könnte all mein Geld verlieren«. Denn das ist es ja, was du befürchtest. »Was ist, wenn ich eine schlechte Mutter bin?« wird zu »Ich bin eine schlechte Mutter«. Diese Aussage kannst du dann hinterfragen.

Deine Antwort wird ein Ja oder ein Nein sein. Oder du wirst bemerken, dass du es nicht weißt. Du kannst nämlich nicht wissen, was die Zukunft bringt – und auf sie richten sich unsere hilflosen Gedanken sehr gern.

- »Ich bin eine schlechte Mutter. Ist das wahr? … Nein.«
- »Ich könnte all mein Geld verlieren. Ist das wahr? … Hm, ja, möglich ist es schon.«

- »Ich werde niemals einen Partner finden, der mich liebt. Ist das wahr? ... Ich kann es nicht wissen.«

Wie auch immer deine Antwort lautet, du hast dem hilflosen Gedanken schon etwas auf den Zahn gefühlt und ihn dadurch in seiner unbewussten Macht über dich ein wenig eingeschränkt. Du hast zumindest die Möglichkeit in Betracht gezogen, dass er nicht wahr ist. Und sehr oft wird deine Antwort direkt ein Nein sein. Denn unglaublich vieles von dem, was wir den ganzen Tag über denken, ist schlicht und ergreifend nicht wahr. Wenn du das erkennst, fällt der Gedanke von dir ab. Es ergibt für deinen Verstand einfach keinen Sinn mehr, ihn dir anzubieten.[5]

Für die Gedanken, bei denen es kein klares Nein gibt, habe ich eine zweite Frage für dich: »Dient mir dieser Gedanke? Dient er mir, damit ich mehr Freude erleben kann? Dient er mir, damit ich eine Lösung finde?«

Wenn dir der Gedanke nicht dient und du das wirklich realisierst, kann er weiterziehen.

Vierter Schritt: Fühlen. Hinter jedem hilflosen Gedanken, ob klein oder groß, steckt eine Emotion. Je hartnäckiger ein Gedankenangebot ist, umso stärker ist auch das dazugehörige Gefühl. Eine Schlüsselfrage, die du dir daher im vierten Schritt stellen kannst, lautet: Welche Emotion versucht der hilflose Gedanke gerade zu unterdrücken?

- »Ich bin eine schlechte Mutter.« Dahinter steckt vielleicht Scham oder Verzweiflung.
- »Ich könnte all mein Geld verlieren.« Dahinter steckt Angst und vielleicht Scham oder Wut auf irgendeinen Schuldigen.

- »Ich werde niemals einen Partner finden, der mich liebt.« Dahinter verbirgt sich möglicherweise Traurigkeit, Einsamkeit und ein tiefes Gefühl, nichts wert zu sein.

Ist dir die Emotion bewusst geworden, dann fühle sie. Erlebe sie. Sei der Beobachter, die Beobachterin der Traurigkeit, der Wut, der Einsamkeit, der Scham, der Angst oder was auch immer sich da verborgen hat. Nimm die emotionale Welle in dir wahr, bis sie von selbst wieder abklingt. Es kann dir nichts passieren. Du fühlst einfach, was sowieso schon in dir ist.

Diese vier Schritte kannst du in deinem Alltag immer und immer wieder praktizieren. Ich empfehle sie dir sehr, denn es ist nicht nur jedes Mal erleichternd, sondern du wirst nach einigen Tagen merken, wie sich etwas grundlegend verändert: Du wirst aufmerksamer und bewusster in deinem Denken. Wacher und natürlich auch weniger sorgenvoll.

★ Wenn du merkst, dass es dich herausfordert, in Schritt vier die Emotionen fließen zu lassen, habe ich für dich eine geführte Meditation in den Bonusbereich des Buches gepackt. Den Link und QR-Code zu diesem Bereich findest du auf S. 36 im Kapitel »Dein exklusives Bonusmaterial zum Buch«.

Nun möchte ich dir noch einen Tipp zum Umgang mit den hier vorgestellten Übungen geben, damit du das meiste aus ihnen herausholen kannst:

Mein Raus-aus-der-Angst-Tipp

Alles, was ich dir in diesem Kapitel zur dauerhaften Befreiung von der Angst an Praktischem vorstelle, kannst du frei für dich nutzen. Ob es auf der mentalen oder der emotionalen Ebene startet, es hilft dir, die Wurzeln deiner Ängste zu lockern und dich nach und nach aus ihrer Klammer zu lösen. Du kannst dir die Tipps und Übungen herausnehmen, die für dich am besten passen - basierend auf der Achtsamkeit halten sie dich auf deinem inneren Weg zur Freiheit. Experimentiere damit und stell dir deine Top-Hilfen für ein erfülltes Leben in Freiheit zusammen. Am Ende des Buches findest du noch eine Zusammenfassung der Möglichkeiten.

Turning Shit into Roses: Konstruktive Fragen stellen

Schauen wir uns ein weiteres Tool an, den Griff der Ängste grundlegend zu lockern, das auf der mentalen Ebene ansetzt. Oft verteufeln wir unseren Verstand ja geradezu. Dabei sind unsere Gedanken zentral für unser Klarkommen in der Welt, und sie können uns dabei unterstützen, unser Leben achtsam zu gestalten. Gedanken können uns eine Perspektive im Leben geben. Jede menschliche Erfindung, jede Errungenschaft, jedes Meisterwerk begann mit einer Idee, also mit einem Gedanken.

Doch natürlich müssen wir unseren Verstand sinnvoll nutzen. Wir dürfen also lernen, »kluge Gedanken« zu denken. Sie locken wir hervor, indem wir uns beispielsweise kluge Fragen stellen. Den Rest bewerkstelligen dann Verstand und Unterbewusstsein. Wenn du dich beispielsweise recht unbewusst fragst »Was stimmt mit meinem Leben nicht?« oder »Was, wenn ich doch krank bin?«, wird dein Kopf dafür Gedankenangebote liefern. Und zwar solche, die dich weiter runterziehen.

Wenn du dagegen kluge Fragen stellst wie »Wofür bin ich in meinem Leben dankbar?«, wirst du sofort merken, dass dir dein Verstand aufbauende Antworten liefert. Probiere es gleich mal aus. Schließ die Augen und frage dich: »Wofür bin ich dankbar?«

Du siehst, da kommen ganz schnell Antworten.

Und, wie fühlen sie sich an?

Wenn du dein Leben verbessern möchtest, darfst du die Qualität deiner Fragen verbessern! Denn die Qualität deiner Fragen bestimmt die Qualität deines Lebens. Darum biete ich dir hier gleich mal eine ganze Menge von qualitativ hochwertigen Fragen an, die dich aus dem Leid und der Enge der Angst herauslenken können.

Kluge Fragen stellen

Statt dich gedanklich in Sorgen und Ängste hineinzuschrauben, gewöhn dir an, Fragen zu stellen, die deinen Verstand auf Lösungssuche schicken und dir eine Perspektive aufzeigen.

Wenn du vor einem Problem stehst, darfst du dich als Erstes fragen: »Kann ich etwas tun? Kann ich etwas an der Situation verändern?« Wenn die Antwort Nein lautet, kannst du versuchen, die Situation zu akzeptieren und Frieden damit zu schließen. Solange du im Widerstand bist, ohne im Außen etwas verändern zu können, wirst du leiden.

Die Akzeptanz kannst du über die Achtsamkeitspraxis erlangen, indem du dich hinsetzt und alles erlaubst, was an Gedanken, Empfindungen und Emotionen bezüglich der problematischen Situation in dir aufkommt. Du lässt diese Energien da sein. Sie werden kommen und wieder gehen. Wie eine Welle im Meer. Wie Wolken am Himmel.

Auf mentaler Ebene kann dir zum Beispiel das Reframing bei der Akzeptanz helfen, mit dem neue Sichtweisen entstehen. Du bewertest eine ursprünglich schwierige Situation neu und gibst ihr so einen freundlicheren Rahmen.

- Zum Beispiel wird aus »Unser Sohn ist immer so laut und quirlig« die Aussage »Er sorgt für Leben im Haus«.
- Aus »Ich habe immer Angst, etwas falsch zu machen« wird »Ich bin sehr vorsichtig und gewissenhaft«.
- »So etwas habe ich noch nie gemacht, ich weiß nicht, ob ich es schaffe« verwandelst du in »Endlich eine Chance, etwas Neues auszuprobieren!«.
- Und »Das wird nicht funktionieren« in »Mal sehen, ob es funktioniert, wenn ich es probiere«.

Wenn die Antwort auf die Frage, ob du etwas verändern kannst, Ja lautet, wirst du aktiv. Mit weiteren konstruktiven Fragen stimmst du deinen Verstand und dein Unterbewusstsein auf kreative Ideen ein. Grundsätzlich empfiehlt es sich, bei Herausforderungen den Fokus auf deine Ressourcen zu richten statt auf das Problem und darauf, was alles schlimm ist. Du möchtest ja an das heran, was dir aus der schwierigen Situation heraushelfen kann.

Hier sind ein paar Möglichkeiten, vor allem aus der systemischen Therapie, wie du deine Fragen klug formulieren kannst:

- **Ressourcenorientierte Fragen**
  - »Was gelingt mir gerade gut?«
  - »Wer und was unterstützt mich?«
  - »Wann geht oder ging es mir besser?«
  - »Wann war es einmal anders?«
  - »Woran merke ich, dass es ein guter Tag ist?«

- **Fragen nach Lösungen und Lösungsversuchen**
  - »Was habe ich schon probiert?«
  - »Was hat mir weitergeholfen?«
  - »Welche Wirkung hatte der Lösungsversuch?«
  - »Wie habe ich mich früher schon mal aus ähnlichen Situationen befreien können?«

- **Fragen, die deine Perspektive erweitern**
  - »Was würde mein Partner / meine Partnerin dazu sagen?«
  - »Wenn ich meine Oma / meinen Opa dazu befragen könnte, wie sähe die Sache wohl aus ihrer/seiner Perspektive aus?«
  - »Wenn XX anwesend wäre, würde er/sie so denken … oder eher so …?«
  - »Wenn XX heimlich anwesend wäre, was würde er/sie sehen?«
  - »Was würde mir meine Tochter raten, wenn sie unseren Streit hören könnte?«

- **Wunderfrage**
  - »Wenn heute Nacht eine gute Fee käme und meine Wünsche erfüllen würde, was wäre morgen anders?«
  - »Wenn mein Problem morgen gelöst wäre, woran würde ich es merken? Wie wäre der Tag?«

Gedanken über uns selbst: Identifikationen

Angst schützt uns, das wissen wir bereits. Sie bewahrt uns aber nicht nur vor lebensbedrohlichen Gefahren – sondern auch das Bild, das wir von uns selbst haben. Sie versucht die Vorstellung zu schützen, die du von dir hast. Und die besteht aus: Gedanken.

Ich hatte beispielsweise eine lange Zeit die Vorstellung im Kopf, ich sei ein Macher, der eine steile Karriere in der Automobilindustrie hinlegen wird. Ich hatte ein spezielles (wenn auch unbewusstes) Bild davon, wer und was ich bin. Und das sollte natürlich auch von allen anderen gesehen werden. Denn so funktioniert es: Wir suchen in der zwischenmenschlichen Interaktion fortlaufend die Bestätigung für das, was wir glauben zu sein.

Gerät dieses Bild ins Wanken – oder droht es nur zu kippen –, bekommen wir Angst. Der Manager, der damit identifiziert ist, das Sagen zu haben, bekommt Angst, dass die neue junge, sehr gut ausgebildete Mitarbeiterin an seinem Stuhl sägen könnte. Die Millionärin, die mit ihrem luxuriösen Lebensstil identifiziert ist, wacht nachts schweißgebadet auf, weil in den Abendnachrichten von einem drohenden Finanzcrash die Rede war. Der immer Spaßige hat Angst, seine Freunde zu treffen, wenn er mal nicht so gut drauf ist. Die Perfektionistin fühlt sich äußerst unwohl, wenn sie eine Aufgabe mal nur zu 95 Prozent erfüllt.

Solange du mit bestimmten materiellen Objekten, Lebensumständen, Rollen oder Eigenschaften identifiziert bist, ist latent die Angst in dir, diese Dinge zu verlieren oder damit nicht wahrgenommen zu werden. Auch hier können wieder eine Menge Miniängste am Werk sein, die dir in Summe nur ein sehr gedämpftes und freudloses Leben erlauben. Ich möchte dir daher sehr ans Herz legen, solche Identifikationen aufzuspüren und aufzulösen. Das geht beispielsweise mit der folgenden Übung.

Identifikationen loslassen – Teil eins

Nimm dir etwas Zeit und erstelle eine Liste mit allem, womit du dich identifizierst. Das können Eigenschaften sein, biografische Eckpunkte wie beispielsweise, dass du einen Elternteil früh verloren hast oder Witwer bist, gesundheitliche Aspekte, materieller Besitz oder das Fehlen von diesem. Es kann alles Mögliche sein. Was, glaubst du, macht dich aus?

Wähle dir dann eine solche Identifikation aus, mit der du zuerst arbeiten möchtest. Nimm eine, bei der es dir unangenehm wäre, wenn dir die entsprechende Qualität oder das entsprechende Ding fehlen würde.

Und jetzt bestimme, was das glatte Gegenteil davon ist, und frage dich: »Wie wäre es, wenn ich ab morgen dieses Gegenteil leben würde?« Bist du beispielsweise damit identifiziert, ein durch und durch rationaler Atheist zu sein, fragst du: »Wie wäre es, wenn ich ab morgen ein strenggläubiger Muslim wäre?« Als erfolgreiche Unternehmerin fragst du dich: »Wie wäre es, wenn ich ab morgen eine schlecht bezahlte Anstellung in der Supermarktbäckerei hätte?« Als sportlicher Mensch, der sehr auf Gesundheit und Fitness achtet, fragst du dich: »Wie wäre es, wenn ich ab morgen eine stark übergewichtige Couch-Potato wäre?«

Stell dir das neue Lebensgefühl ganz genau vor. Wie würde dein Leben aussehen? Wie würdest du dich fühlen, wenn du mit der neuen Identität mit deinen Freunden zusammen bist und dich in deinem Umfeld bewegst?

Höchstwahrscheinlich spürst du einen mehr oder weniger großen Widerstand. Eine Spannung, die unterschwellig auch dein Leben bestimmt, sobald die entsprechende Identifikation infrage gestellt wird. Aus dieser Spannung resultiert die

Angst, die dich immer so handeln lässt, dass diese Identifikation unbedingt erhalten bleiben kann. Kannst du diese Angst spüren? Erlebe achtsam, was sich in dir zeigt.

Wir alle sind sehr geschickt darin, uns das Leben so aufzubauen, dass unsere Identifikationen nicht gestört werden. Als »Leistungsträger« schuften wir und nutzen alle Tricks und Kniffe – und jede Menge Kaffee –, um immer weiter funktionieren zu können. Als »Beauty-Königin« nutzen wir alle Angebote bis hin zu denen der Schönheitschirurgie, um nur ja nicht von unserem Selbstbild lassen zu müssen. Wenn jemand mit Besitz identifiziert ist, kann er enorme Reichtümer anhäufen und immer wieder möglichst »sicher« umschichten, nur um »der Reiche« bleiben zu können.

Womit auch immer wir identifiziert sind: Spätestens der Tod wird es uns nehmen. Und oft nimmt es uns zuvor schon das Leben.

Es kann eine enorme Erleichterung bringen, wenn wir unsere Identifikationen zu lösen beginnen. Mit der letzten Übung hast du sie ja bereits erkannt und die Spannung dahinter erspürt. Nun geht es darum, wie du dich von der damit verbundenen Angst befreien kannst.

Identifikationen loslassen – Teil zwei

Überleg einmal für jede einzelne Identifikation, was sie dir in deinem Leben geschenkt hat. Vielleicht hast du irgendeinen Nutzen daraus gezogen oder eine dir sehr angenehme Emotion dadurch erleben können. Das tolle Auto hat dir vielleicht Bewunderung eingebracht, der Doktortitel Respekt, dein gutes Aussehen aufregende Liebesabenteuer. Was ist es bei dir?

Auch mit Krankheit, Armut oder anderem Leid können wir identifiziert sein, weil wir daraus einen Nutzen ziehen. Manchmal gibt uns eine Krankheit das schöne Gefühl, von anderen unterstützt zu werden. Armut kann uns eine Entschuldigung dafür liefern, dass wir bestimmte Dinge gar nicht erst versuchen, weil sie uns zwar reizen, aber auch Angst machen. Kennst du so etwas bei dir auch?

Was ist der Gewinn aus deinen Identifikationen?

Im nächsten Schritt bestimmst du wieder das Gegenteil deiner Identifikation und spürst hinein, welche Konsequenzen es für dich und dein Leben hätte. Wie wäre es, plötzlich nur noch ein altes, gebrauchtes Auto zu fahren? Wie wäre es ohne nennenswerten Schulabschluss? Wie wäre es, nur noch allenfalls durchschnittlich auszusehen? Wie wäre es, eine Krankheit oder Behinderung, die schon so lange zu dir gehört, plötzlich nicht mehr zu haben, sondern gesund zu sein?

Nimm das Gegenteil deiner Identifikation und erlaube dir, die Emotionen, die damit einhergehen, hochsteigen zu lassen. Erlaube dir, die Angst, die Scham, die Wut, die Traurigkeit oder was auch immer es ist, zu fühlen. Diese Emotionen sind es, wovor dich deine Angst schützen möchte! Wenn du ihnen achtsam spürend begegnest, lernt Myggie, deine Amygdala, dass sie dich davor nicht mehr schützen muss. Sie lässt den ängstlichen Griff los.

Du kannst diese Übung immer wieder in deinem Alltag anwenden. Wann immer du bemerkst, dass du mit irgendetwas identifiziert bist, fühle dich ins Gegenteil ein. Auf diesem Weg lernst du etwas Wunderschönes: immer öfter authentisch zu sein. So, wie du in diesem Augenblick bist. Du legst die Masken ab. Denn du hast die Angst davor verloren, einfach du zu sein.

Mein Rein-in-die-Achtsamkeit-Tipp

»Du bist nicht dein Denken« habe ich dieses Unterkapitel genannt. Denn bei aller Bewusstwerdungs- und Transformationsarbeit, die wir auf der mentalen Ebene beginnen können, bleibt doch diese große Wahrheit über allem: Du bist nicht dein Denken. Auch die Identifikation mit deinen Gedanken kannst du ablegen. Wenn du einfach bist, wenn du im bloßen Sein ruhst, dann können Gedanken kommen und gehen. Doch du bist das, was sie wahrnimmt. Lass mich dir an dieser Stelle noch einmal die große Einladung aussprechen, dich immer wieder in dieses reine Gewahrsein fallen zu lassen, wann immer es gelingt. Eine regelmäßige Meditationspraxis ist hier die wertvollste Investition.

Die Erlaubnis, die Masken abzulegen

Ich kann mich noch gut an einen Moment in der Zeit als Ingenieur erinnern, als ich es satthatte, die Maske des Machers, der alles im Griff hat, aufzuhaben. Ich war es so leid, all das zu unterdrücken, was in mir tobte. Eines Mittags saß ich mit ein paar Kollegen recht trostlos zusammen. Wir hatten gerade eines der unzähligen Krisenmeetings hinter uns gebracht. Jeder stopfte lustlos das Kantinenessen in sich hinein, und wir sprachen über einen Kollegen, der in der Woche zuvor wegen Burn-out krankgeschrieben worden war. Wir alle hatten den Eindruck, man habe ihm gar nichts angesehen, und auf einmal war er weg.

In dieser Situation habe ich mich das erste Mal zu sagen getraut, wie schlecht es auch mir ging. Dass ich ständig Kopfschmerzen hatte und mir nach dem Essen immer übel war. Die Energie am Tisch veränderte sich augenblicklich. All meine Kollegen öffneten sich ein Stück, jeder erzählte, dass es ihm manchmal genauso ging. Natürlich haben nicht alle sofort ihre Maske komplett fallen lassen. Aber jeder entspannte sich ein kleines Stück und zeigte sich weicher, menschlicher.

Das allergrößte Geschenk in dieser Zeit war für mich die Erkenntnis, dass ich, wenn ich mich offen und authentisch zeige, automatisch auch einen Raum für die anderen eröffne, in dem sie sich ebenso zeigen dürfen.

> Wenn ich verletzlich bin, dann erlauben sich auch andere, sich verletzlich zu zeigen. Und das macht nicht nur mein eigenes Leben, sondern auch mein Umfeld, ja letztlich diesen ganzen Planeten zu einem deutlich entspannteren Ort.

Bei mir musste der Schmerz erst unerträglich groß werden, damit ich verstand, dass es Zeit war, die Masken fallen zu lassen. Ich kann mich noch genau an die ersten Treffen mit Freunden oder der Familie erinnern, bei denen ich mir wie ein Mantra immer wieder sagte: »Ich erlaube mir jetzt, genau so zu sein, wie ich bin. Ich erlaube mir meine Unruhe. Ich erlaube mir meine Unsicherheit. Ich erlaube mir, dass die Angst da ist, die jetzt da ist. Ich erlaube mir, dass ich traurig sein darf. Ich erlaube mir, dass ich lustlos sein darf. Ich erlaube mir, genau so zu sein, wie ich jetzt in diesem Moment bin, mit allem, was da ist.«

Sich selbst eine solche Erlaubnis wirklich geben zu können ist nichts, was von heute auf morgen passiert. Die Angst vor Ablehnung, wenn wir nicht so sind, wie man uns haben will, ist riesig. Daher erfordert es eine kontinuierliche innere Arbeit. Sie bleibt uns nicht erspart, doch für die daraus erwachsenden Früchte lohnt sie sich unbedingt.

Mein Raus-aus-der-Angst-Tipp

Nutze deinen Alltag, um dich in alle Begegnungen möglichst hineinzuentspannen – mit der Erlaubnis, so zu sein, wie du gerade bist. Ganz egal, ob glücklich, traurig, freudvoll oder wütend – du erlaubst jedem Aspekt, dass er da sein darf. Mit deiner zunehmenden Erfahrung mit der Achtsamkeit wirst du dir all dessen gewahr, was dabei in dir passiert. Du lässt es kommen und gehen. Du erlaubst, dass sein darf, was ist.

Und du erlebst, wie sich dabei nach und nach deine Beziehungen verwandeln. Verbindung und Liebe entstehen nicht in der oberflächlichen Maskerade. Sie entstehen, wenn wir bereit sind, unsere Masken abzunehmen und uns so zu zeigen, wie wir sind. Und eine oder einer macht immer den Anfang. Bist du es?

Der Zukunft den Schrecken nehmen

»Angst ist der Widerstand gegen zukünftige Erfahrungen.« Das ist einer der Schlüsselsätze, bei denen es bei mir persönlich Klick gemacht hat. Ich begriff, dass ich nicht bereit war, bestimmte Dinge zu erleben, und dafür einen schlechten Handel eingegangen war. Denn in dem verzweifelten Versuch, allem Unangenehmen in der Zukunft auszuweichen, lud ich mir die Angst direkt in diesen Moment ein.

Verstehst du die Tragweite dieser Erkenntnis? Es ist höchst unsicher, ob das zukünftige Ereignis, vor dem wir uns bewusst oder unbewusst schützen möchten, überhaupt eintritt. Sicher hingegen ist, dass wir in der Gegenwart die Angst davor ertragen müssen, dass es möglicherweise eintreten könnte. Was aus dieser unguten Dynamik heraushilft, ist Annahme. Wir erlauben dem befürchteten Erleben, da zu sein, wenn es denn da ist. Angst wird dann schlichtweg unnötig.

Annehmen, was ist

In der Praxis der Achtsamkeit lernst du, alles, was den jetzigen Moment ausmacht, anzunehmen. Du lernst, Emotionen einfach da sein zu lassen, Gedanken kommen und gehen zu lassen, Körperempfindungen wie das Jucken am Nasenflügel oder die flatternde Unruhe im Magenbereich schlicht zu beobachten. Wenn du regelmäßig Achtsamkeitsübungen machst, wie ich sie dir im Kapitel »Die Befreiung vom Leid: Achtsamkeit« vorgestellt habe, wirst du viel Schönes erleben: Freude, Dankbarkeit, Entspanntheit im Körper, Wärme im Herzraum, freundliche Gedanken. Und du wirst vieles erleben, was dir nicht gefällt, was nicht deinen Vorstellungen entspricht: rasende Unruhe im Kopf, Zittern im Körper, Herzklopfen, negative Gedanken, Wut, Angst und vieles mehr. Wann immer etwas auftaucht, was nicht deiner Vorstellung entspricht, entsteht erst einmal Stress – wir hatten das im Kapitel »Die psychologische Angst: Weit und breit keine Gefahr – oder doch?« festgestellt. Erlebte Realität und Wunsch/Vorstellung kollidieren. Während du Achtsamkeit praktizierst, nimmst du all das wahr: die unerwünschte Regung in dir und dann den leichten Unmut, Stress oder die Angst, die daraufhin einsetzt. Jetzt ist es die Übung, mit all dem einfach zu sein. Alles zu erlauben, was da ist: diese unerwünschte Regung auf mentaler, emotionaler oder körperlicher Ebene ebenso wie die abwehrende Reaktion darauf.

Je öfter du erlebst, dass du eine als unangenehm oder beängstigend erlebte Erscheinung erlauben und annehmen kannst, umso weniger Stress wird auftauchen. Dann juckt es, während du gerade achtsam innehältst, in deiner Nase – aber es gibt keine Abwehr. Erlebte Realität und Vorstellung beißen sich nicht mehr. Der Horizont deiner Vorstellung hat sich so weit ausgedehnt, dass ein Nasenjucken während der Achtsamkeitsübung hineinpasst.

Verstehst du das Prinzip, das ich dir hier mitgeben möchte? Aus meiner Sicht ist es enorm wichtig. Denn wenn du immer mehr erlauben kannst, dann braucht es immer weniger Angst.

Wenn du erlauben kannst, dich traurig zu fühlen, wütend, enttäuscht, verlegen, beschämt, schuldig, dann brauchst du vor keiner Situation mehr Angst zu haben, in der dir diese Gefühle oder Stimmungen begegnen könnten.

Vielleicht erinnerst du dich – ich hatte dich im Kapitel »Angst vor der Angst – und unsere Vermeidungsstrategien« dazu angeregt, einmal zu notieren, welche Erfahrungen du zu vermeiden versuchst. Diese Erfahrungen passen nicht in deine Vorstellungswelt, und deswegen hast du Angst, dass sie dir passieren könnten. Wenn es nun aber okay wäre, sie zu erleben, könnte die Angst verschwinden. Und okay wird es, wenn du dir die Erfahrung erlaubst.

Sich immer mehr Erfahrungen erlauben

So kannst du deine Vorstellungswelt kontinuierlich erweitern, sodass immer weniger Ängste nötig sind: Wann immer du im Alltag wahrnimmst, dass etwas Unangenehmes in dir auftaucht, halte inne und erlebe es ganz bewusst. Vielleicht ist es Wut, vielleicht ein Schmerz im Knie, ein Außer-Puste-Sein, was nicht zu deinem Bild als sportlich fittem Menschen passt, vielleicht ein neidvoller Gedanke oder eine Angst. Halte inne und erfahre, was es dabei in dir zu erleben gibt. Bewerte es nicht, sondern erlaube die Empfindung, die Energie, die dich durchströmt … und bald auch wieder abebben wird. Mach dir diese kleine Achtsamkeitsübung für eine Zeit zur Gewohnheit.

Die Angst herausfordern

In der Psychologie sprechen wir, wie schon erwähnt, von Expositionstherapie, wenn wir uns kontrolliert dem aussetzen, wovor wir Angst haben. Dann werden zum Beispiel stark sozialängstliche Klienten losgeschickt, fremde Menschen auf der

Straße nach dem Weg zu fragen, damit ihr Gehirn erleben kann: Eine solche Situation ist sicher. Es passiert nichts Schlimmes.

Ich habe eine Zeitlang ganz bewusst versucht, bei mir Angstsymptome hervorzurufen, damit Myggie lernen konnte, dass sie keine Gefahr darstellen. Schwindel beispielsweise konnte mich gut und gern in Richtung Panikattacke treiben. Also setzte ich mich auf einen Drehstuhl und wirbelte los. Oder ich atmete sehr schnell, um eine Hyperventilation zu erleben. Dabei war ich sehr aufmerksam und beobachtete, was tatsächlich passierte und wie es sich anfühlte. Es war, als würde ich rufen: »Hey Myggie, schau mal, da ist Schwindel, da ist Übelkeit, und es ist okay. Es passiert nichts. Du darfst dich entspannen.«

Wenn du damit experimentieren willst, was ist dein Ansatz?

- Solltest du an Panikattacken leiden, reicht für die Herausforderung der Angst bereits eine Hyperventilation. Dazu kannst du dir – während du gerade keine Panikattacke hast – den Wecker stellen, dich aufrecht hinsetzen und für zwei Minuten so schnell und tief wie möglich atmen. Ein guter Schnitt sind sechzig Atemzüge pro Minute. Du wirst wahrscheinlich schnell merken, dass ähnliche Symptome wie bei einer Panikattacke auftreten. Erlebe das möglichst bewusst und zeig Myggie, dass die Symptome ungefährlich sind. Nach den zwei Minuten lässt du den Atem ruhiger werden. Beobachte, wie sich die Symptome verändern und beruhigen.
- Solltest du ein sogenannter Herzphobiker sein (Betroffene beklagen verschiedene Herzbeschwerden und sind meist davon überzeugt, an einer Herzerkrankung zu leiden, obwohl kein körperlicher Befund existiert): Mach Sport und bring deinen Körper an seine Grenzen. Dabei eignet sich intensives Bewegen, gefolgt von ruhigem

Gehen. Kommuniziere auch hier deiner Myggie, dass die Symptome ungefährlich sind.

- Solltest du Angst vor Schwindel haben, dreh dich mit geschlossen Augen auf einem Drehstuhl und erlebe, was wirklich passiert.
- Stell dich auch im Sozialen dem, wovor du dich am meisten fürchtest. Wenn du Angst vor Menschen hast, verabrede dich. Wenn du Angst vor bestimmten Orten hast, geh genau dorthin. Wenn du nicht auffallen willst, werde bewusst laut. Wenn du konfliktscheu bist, stell dich dem Konflikt. Wenn du Angst hast, rot zu werden, setz dich genau dem aus.

Tu all das nicht heroisch, indem du hart wirst und dich durchkämpfst. Hör bitte auf, deine Energie für einen Kampf gegen dich selbst zu verschwenden. Erforsche stattdessen sanft, was sich zeigt. Lass die Energie fließen. Werde innerlich weich und lass alles geschehen. Erkenne, dass du in der Erfahrung frei sein kannst, indem du allem erlaubst zu sein. Künftige Erfahrungen der gleichen Art verlieren mit der Zeit ihren Schrecken.

Was ist das Schlimmste, was passieren könnte?

Sehr viele Menschen, mit denen ich zum Thema Angst arbeite, erzählen mir, dass sie eigentlich keine konkrete Angst haben, sondern eher subtile Sorgen um die Kinder, den Partner, die Finanzen, den Job, die Weltlage oder das Klima. Es sind Grübelgedanken, die ihnen das Lebensgefühl trüben, auch wenn sie sich nicht direkt als Angst oder gar Panikattacke zeigen. Für sie ist eine Expositionstherapie nicht passend. Dafür aber eine wunderbare andere Übung aus dem Bereich der Introvision (Innenschau) mit dem Namen: Was ist das Schlimmste, was passieren könnte?

Ich kann mich daran erinnern, wie ich diese Übung gemacht habe, während ich an meinem Buch *Meditation. Stress und Ängste loswerden und endlich den Geist beruhigen* geschrieben habe. Für mich war das in gewisser Weise ein Lebenswerk. Ich hatte jahrelang Informationen gesammelt, mit diesem Thema gelebt, es erforscht und alles, was mir wichtig schien, zusammengetragen. Und dann habe ich mich für einen Monat in ein Zen-Zentrum zurückgezogen, um das Werk dort dann wirklich auf Papier zu bringen. Schon am Abend bevor ich losfuhr, merkte ich, wie mein Geist zu grübeln begann. In meinem Körper zeigten sich Ängste. Verbunden mit Gedanken wie: »Hoffentlich schaffe ich es, das auszudrücken, was ich ausdrücken möchte. Hoffentlich werde ich den vielen Menschen gerecht. Hoffentlich werde ich dem Verlag gerecht, der hohe Erwartungen in mich gesetzt hat …« Unzählige Grübelgedanken überfluteten mich und ließen mich kaum einschlafen.

Der perfekte Zeitpunkt für diese Übung: Was ist das Schlimmste, was passieren könnte? Ich stellte mir immer wieder diese Frage und antwortete mir darauf: »Also, das Schlimmste, was passieren könnte, ist … Ich werde den Leuten nicht gerecht. Ich werde dem Verlag nicht gerecht, im Verlag denkt man: Oje, wir haben in den falschen Autor investiert. Das Schlimmste, was passieren könnte, ist … Ich bringe ein schlechtes Buch raus. Die Leute werden es zerreißen. Okay. Was ist dann das Schlimmste, was passieren könnte? Der Verlag wendet sich ab. Okay. Die Leute folgen mir nicht mehr, und ich kann ihnen nicht mehr helfen. Okay. Und dann? Ich kann das, was mir wichtig ist, nicht mehr in die Welt bringen. Okay. Was ist dann das Schlimmste, was passieren könnte? … Das Schlimmste, was passieren könnte, ist, ich verliere meinen Job. Meine Lebensaufgabe. Meine Firma würde nicht mehr so funktionieren. Ich müsste Mitarbeiter entlassen. Was wäre dann das Schlimmste, was passieren würde? Das Schlimmste, was passieren würde, wäre … Ich würde mich traurig fühlen. Ich würde mich einsam fühlen. Ich würde mich frustriert fühlen, beschämt …« Damit war ich an die Emotionen herangekommen, die unter meiner Angst lagen, das Buch nicht gut schreiben zu können. Und diese konnte ich jetzt fühlen. Ich konnte ihnen erlauben, da zu sein, und sie in meine Vorstellungswelt integrieren. Achtsam beobachtete ich, wie sie in mir aktiv waren, wie unangenehm mir das war, wie ein richtiger Sturm in mir tobte … und sich allmählich wieder legte.

Ja, es wäre möglich, dass ich das Buch nicht so gut hinbekomme, und am Ende bliebe ich mit Gefühlen der Traurigkeit, der Einsamkeit, des Frusts und der Scham zurück. Wenn ich vollkommen bereit bin, diese Gefühle zu erleben, dann brauche ich keine Angst mehr vor dem Schreibprozess zu haben.

> Es sind immer Emotionen und Gefühle, die wir nicht erleben wollen. Um die äußere Situation geht es nicht. Die löst das, was wir nicht erleben wollen, nur aus. Die Wurzeln unserer Sorgen und Ängste sind emotionaler Natur.

Am Ende kommen wir fast immer bei Emotionen an, wenn wir uns fragen: Was wäre das Schlimmste, was passieren könnte? …. Und was wäre dann das Schlimmste, was passieren könnte? Diese Emotionen zu fühlen macht uns Angst. Es passt nicht in unsere Vorstellung, weil wir sie als negativ oder sogar gefährlich und falsch bewerten.

Angst ist der Widerstand gegen zukünftige Erfahrungen – und unser Verstand will uns vor diesen schützen. Er lässt uns grübeln, um uns auf die vermeintliche Gefahr aufmerksam zu machen und uns zu animieren, irgendeinen Ausweg zu finden. Wenn wir uns aber bewusst machen – und es durchfühlen –, dass diese unerwünschten Emotionen nicht gefährlich sind und nicht einmal so schlimm, wie wir glauben, dann hört das Grübeln auf, und dann braucht auch keine Angst zu entstehen. Wenn wir Frieden mit dem schlimmsten Szenario finden, das wir uns vorstellen können, finden wir wirklichen Frieden.

Auch in Bezug auf meinen Sohn habe ich diese Übung gemacht. Wenn du Kinder hast, kennst du das sicher: Immer wieder tauchen Schreckensszenarien in unserem Geist auf, was ihnen passieren könnte. Und natürlich trifft das allerallermeiste, was wir uns in diesen Momenten ausmalen, niemals ein. Ich fand es wichtig, mir das in der Tiefe anzuschauen. Also habe ich mich hingesetzt und mich immer wieder gefragt: Was ist das Schlimmste, was passieren könnte? Ich kam bei einer riesigen Traurigkeit, Verzweiflung und einem unbeschreiblichen Schmerz an und habe mich in einer Meditation dort ganz hineinbegeben. Ich habe die Energie dieser Emotionen und all der darauffolgenden Regungen durch mich hindurchfließen lassen, um auch dort Frieden zu finden.

Frieden mit dem Tod oder einem Unglück des eigenen Kindes zu finden ist wirklich ein Extrembeispiel, mit dem ich dir zeigen möchte, mit welcher Intensität und Konsequenz du dich einer solchen Übung hingeben kannst. Frieden im eigenen Inneren ist nur möglich, wenn wir uns mit dem versöhnen, was uns unsere Ängste immer wieder ins Bewusstsein spült. Das heißt ganz und gar nicht, dass wir damit eine schmerzhafte Erfahrung anziehen oder regelrecht manifestieren würden, wie manche befürchten. Es heißt, dass wir unsere Vorstellung von dem, was wir erleben und »aushalten« können, so sehr erweitern, dass die Realität nicht ständig mit unserer Vorstellungswelt kollidiert. Wenn wir wie ein Zen-Meister mit allem sein können, was auch immer sich in unserem Leben zeigt, dann sind wir frei. Auch dazu, auf unsere Mitmenschen und speziell auf unsere Liebsten voller Liebe und Mitgefühl zuzugehen statt voller Angst und Misstrauen, dass ihnen etwas Schlimmes passieren könnte.

Was ist das Schlimmste, was passieren könnte?

- Wenn du merkst, dass du dir irgendein schlimmes Zukunftsszenario ausmalst, mach einen Cut: Entscheide dich, dich diesem Thema jetzt mit Bewusstheit zuzuwenden.
- Setz dich in Ruhe hin und stell dir die Frage: Was ist das Schlimmste, was passieren könnte?
- Antworte darauf und stell die Frage neu: Was ist das Schlimmste, was passieren könnte? Was ist das Schlimmste, was dann passieren könnte?
- Frage dich immer neu und erspüre die Antworten in dir. Manchmal sind sie spontan einfach da, manchmal musst du ein wenig graben. Vertraue dem, was sich zeigt, und zensiere es nicht. Sei ehrlich mit dir selbst.
- Frage dich immer wieder, bis du zu einer Emotion vorgedrungen bist. Um diese nicht fühlen, nicht erleben zu müssen, grübelst du. Und jetzt hast du die Möglichkeit, sie zu durchleben und damit in Frieden zu kommen. Erspüre sie achtsam. Beobachte sie als stiller Zeuge.
- An dieser Stelle bietet sich unbedingt der Emotionale Freiheits-Prozess EFP an, den ich dir im nächsten Kapitel genau vorstellen werde.

Der Ursprung jeder Angst: Vergänglichkeit und Tod

Wenn wir nur lange genug bohren und forschen, endet im Grunde jede Angst hier: bei unserer Angst vor der Vergänglichkeit, der Angst vor dem Tod. Gerade wir Menschen in den westlich geprägten Kulturen weichen diesem Thema so gut wir können aus. Wir leben, als würde es den Tod nicht geben. Werden wir dann doch mit ihm konfrontiert, beispielsweise durch den Verlust eines Angehörigen, kommt diese Urangst in uns hoch – doch wir verdrängen sie meistens schnell wieder.

Seit Beginn der Menschheitsgeschichte ist unsere Vergänglichkeit ein enormes Thema für uns. Wir kommen nicht drum herum. Und wir stellen uns ihr wieder auf zwei Wegen – einem äußeren und einem inneren. Den ersten Weg gehen wir als Menschheit bis ins Extrem: Wir versuchen, uns im Außen so viele Sicherheiten zu schaffen wie nur möglich. Das reicht vom Hausbau über die Landwirtschaft und das Gesundheitssystem bis hin zu gegenwärtigen Bestrebungen, den Körper durch eingebaute Technologie »ewig« leben zu lassen.

Doch selbst wenn wir die Wundertechnik oder -pille erfinden, die das Altern stoppt, wird uns doch irgendwann auf irgendeine Weise der Tod ereilen – und wenn es erst in tausend Jahren wäre. Dann verdrängen wir einfach so lang die Tatsache, dass das Leben vergänglich ist. Und auch in diesen tausend Jahren wird die Vergänglichkeit unbewusst unser Leben bestimmen. Sie beeinflusst unser Denken, unsere Emotionen und unser Verhalten.

Paradoxerweise ist es so: Je technologisch fortgeschrittener eine Gesellschaft ist, desto höher ist die Zahl der Angsterkrankungen. Der äußere Weg allein nützt also offenbar nicht so viel.

Ja, wir sind verdammt gut darin, unsere Lebenswelt nach unseren Vorstellungen zu formen, um sie zu kontrollieren. Doch wir werden es niemals schaffen, den Tod zu überwinden.

Auch wenn das vielleicht schwer zu verstehen ist: Wer den Tod fürchtet, der fürchtet auch das Leben. Denn das Leben führt unweigerlich zum Tod. Durch unsere verzweifelten Versuche, jede Gefahr zu umgehen, verpassen wir das Leben. Wie könntest du die Schönheit des Lebens, die Schönheit des Moments überhaupt wahrnehmen, wenn du in der ständigen unbewussten Angst vor dem Tod lebst? Die Schönheit kann dich nicht berühren, weil du im Kampf bist.

Auf der anderen Seite gab es schon immer Menschen, die hier einen anderen Weg gegangen sind. Die nicht im Außen die Kontrolle suchten, sondern im Inneren eine Lösung, eine Erlösung. Die, anstatt zu versuchen, die Welt um sich herum zu kontrollieren, dem Ursprung der Angst gefolgt sind, um sich auf diese Weise von ihr zu befreien. Sie haben sich mit der Vergänglichkeit auszusöhnen versucht. Und genau diesen Weg gehen wir hier auch. Denn nichts ist beständig – und dies anzunehmen macht uns frei.

Alles ist im Wandel. Du bemerkst mithilfe der Achtsamkeit, dass alles ein Kommen und Gehen ist. Gedanken kommen … und gehen. Innere Vorstellungen kommen … und gehen. Körperliche Empfindungen kommen … und gehen. Emotionen kommen … und gehen.

Und auch das, was du als »Ich« bezeichnest, ist diesem Wandel unterworfen. Du warst einmal ein Kind – wo ist dieses Kind jetzt? Du warst einmal ein Jugendlicher – wo ist er jetzt? Du warst vor dem Lesen dieses Buches ein anderer Mensch als jetzt. Millionen neue Körper- und Nervenzellen wurden in dir angelegt, andere haben sich zurückgebildet.

Wenn sich alles verändert, gibt es dann etwas, an dem wir uns festhalten können? Ja, es gibt etwas, was sich nicht verändert.

Aber nein, daran können wir uns nicht festhalten. Wir können uns lediglich in es hineinfallen lassen. Es ist die Empfindung von »Ich bin«. Eine Wahrnehmung von »sein«, die wir aber nicht greifen können. Wenn wir es versuchen, finden wir uns erneut in Gedanken, Vorstellungen, Emotionen und Empfindungen wieder. Dennoch ist dort etwas, was all diese Gedanken, Emotionen, Vorstellungen, ja die Welt wahrnimmt.

Dieses »Ich bin« ist das Licht, das dem Leben die Form gibt. Und dieses Licht ist bewusst. Es ist das Bewusstsein selbst. Dieses »Etwas« (es ist kein Objekt) ist es, was die Welt wahrnimmt. Es ist das, was jetzt die Gedanken in deinem Kopf registriert und was diese Zeilen liest. Es ist das, was spürt, dass du auf deinem Sofa sitzt (oder wo auch immer).

»Ich bin«

Damit das Gelesene nicht abstrakt bleibt, halte jetzt einmal kurz inne und lausche der Stille zwischen den Gedanken. Der Stille zwischen den Worten in deinem Kopf. Erspüre das Sein ohne Inhalt. Das offene inhaltslose Gewahrsein.

Es ist das gleiche »Ich bin« wie in der Zeit, als du ein Kind warst. Es ist das gleiche wie vor dem Lesen dieses Buches. Es ist jetzt. Und jetzt. Und jetzt.

In diesem Gewahrsein gibt es keine Angst. Und auch keinen Tod … In meinem Buch *Meditation. Stress und Ängste loswerden und endlich den Geist beruhigen* bin ich recht ausführlich auf diese Dinge eingegangen und zeige dir auch den Weg, solche Erfahrungen immer tiefer zu realisieren: den Weg der Meditation.

Emotionen fühlen – und der Emotionale Freiheits-Prozess (EFP)

Ich kann mich noch gut an einen sehr dunklen Moment meines Lebens erinnern. Ich hatte in dieser Zeit viele schlaflose Nächte, immer wieder voller Unruhe, starken Ängsten und Panikattacken. Ich konnte kaum noch etwas tun und habe mich immer mehr zurückgezogen. Ich war völlig frustriert und verzweifelt. An einem Abend saß ich mit meiner Frau am Esstisch, völlig erschöpft nach einer weiteren Panikattacke. Meine Frau, die das Ganze hilflos miterleben musste, fing an, im Internet zu recherchieren. Dort ist sie auf eine Seite mit sieben Fragen gestoßen, die sie mir ausdruckte. Sechs davon weiß ich nicht mehr. Aber diese eine Frage hat mein Leben verändert. Sie lautete: »Könntest du es akzeptieren, wenn es immer so bliebe, wie es jetzt ist?«

Ich saß vor dieser Frage und weinte. »Natürlich kann ich es nicht akzeptieren«, schrie ich. »Schau dir mein Leben an! Es ist nicht lebenswert! Ich kann nichts mehr tun. Ich habe nur noch Angst, ich fühle mich hilflos, kraftlos, verloren …« Ich merkte, wie sich alles in meinem Körper wehrte. Ich merkte, wie viel in mir kämpfte.

Ich legte den Zettel beiseite und ging ins Bett, in der Hoffnung, diese Nacht schlafen zu können. Am nächsten Morgen wachte ich wieder angsterfüllt auf, schleppte mich ins Wohnzimmer und sah den Zettel mit dieser Frage. »Könntest du es akzeptieren, wenn es immer so bliebe, wie es jetzt ist?« Ich saß da und starrte auf die Frage. Ich fühlte meinen Körper, ich fühlte die unangenehmen Empfindungen. Ich fühlte alles, was da war. Konnte ich es akzeptieren, mit dem, was ich in diesem Augenblick fühlte, zu leben?

Irgendwas in mir sagte in dieser verschlafenen morgendlichen Stille einfach nur Ja: »Ja. Wenn das dein Leben ist, dann ist es eben dein Leben.«

Mit diesem Ja weinte ich. Ich ließ innerlich zum ersten Mal wirklich los. Ich erlaubte, dass alles da sein durfte. Ich merkte, wie sich mein Körper im Weinen nach diesen endlosen Zeiten des Kampfes endlich entspannte. Die Erlaubnis, dass es exakt so sein darf, wie es ist – und sei es für immer –, half mir, endlich wirklich loszulassen und mich vom Leiden an meinen Ängsten zu befreien.

Fühlen, fühlen, fühlen … frei sein

Je nachdem, wie tief du bereits in den Teufelskreis der Angst geraten bist und wie sehr sich deine Myggie schon zurückgezogen hat, um aus ihrem Versteck heraus bei jeder Kleinigkeit Alarm zu schlagen, kann dieses Kapitel für dich herausfordernd sein. Hier geht es nämlich noch einmal ganz konkret um den Prozess der emotionalen Befreiung, für den ich ein sehr wirksames Tool entwickelt habe: EFP, den Emotionalen Freiheits-Prozess oder Emotional Freedom Process. Seine vier Schritte werde ich dir ausführlicher erklären und lade dich von Herzen ein, sie zu praktizieren, um ihre Wirkung selbst zu erfahren. Es geht um:

- Schritt eins: Trigger wahrnehmen
- Schritt zwei: In den Körper
- Schritt drei: Raum und Zeit
- Schritt vier: Veränderung wahrnehmen

Die Angst selbst erwacht immer durch irgendeinen Trigger. Dieser Auslöser kann von außen über deine Sinne kommen, wie der kritische Blick des Chefs oder die Schlagzeile einer großen Tageszeitung. Es kann ein Angstgedanke sein wie »Oh Gott, hoffentlich versage ich nicht« oder ein körperliches Symptom wie Schwindel.

Dieser Auslöser wird von deiner Amygdala als Gefahr bewertet. Das heißt, im Gehirn gibt es ein neuronales Netzwerk, das gewissermaßen ein ganzes Archiv voller möglicher Gefahren angesammelt hat. Dort drinnen kramt Myggie und entscheidet, wann sie Alarm auslösen muss. Erkennt sie eine Situation als Trigger, aktiviert sie sofort das sympathische Nervensystem, das über das Rückenmark ein Gefahrensignal an die Nebenniere sendet, die vor allem Adrenalin ausschüttet. Dies sorgt dann beispielsweise für einen erhöhten Herzschlag. Parallel veranlasst Myggie über weitere Gehirnareale und die Nebenniere, dass Cortisol freigesetzt wird. Dieser Hormoncocktail kann bei größerer Angst das Zehnfache der »Normaldosis« sein und sorgt für weitere körperliche Symptome, wie beispielsweise einen beschleunigten Atem und muskuläre Anspannung.

Das Erste, was du wahrscheinlich erlebst – je nachdem, wie bewusst du bist –, ist ein Angstgedanke oder ein körperliches Symptom der Angst. Vielleicht die Hitze und die Unruhe, die in dir aufsteigen, oder Anspannung und Schwitzen. Das heißt, du wirst dir des ganzen Prozesses erst bewusst, wenn Myggie ihre Aufgabe bereits erledigt und den Körper in Alarmbereitschaft versetzt hat. Dann aber sitzt du schon in der Angst.

Mit fortlaufender Achtsamkeitspraxis kannst du die Trigger, vor allem, wenn es Angstgedanken sind, immer früher erkennen, bevor sie von Myggie als potenzielle Gefahr interpretiert werden und sie zur Alarmglocke greift.

Bevor wir so weit sind, sind wir der aufkommenden Angst recht hilflos ausgeliefert. Und dann weichen wir ihr meist aus – durch das Verdrängen und die Vermeidungsstrategien, über die wir schon im zweiten Kapitel gesprochen haben. Das aber ist fatal, denn genau dadurch, dass wir der Angst und all den Dingen, die sie in uns auslöst, ausweichen, verlängert sich die Zeit, in der die Angst in uns aktiv ist. Jegliches Vermeidungsverhalten sorgt dafür, dass die Angst stärker wird und länger bleibt.

Rein physiologisch wäre das ganze Theaterstück von »Myggie hat (vermeintliche) Gefahr erkannt« – Aktivierung des Nervensystems, Ausschüttung der Hormone, Angsterleben bis hin zum Abbau der Hormone und der Beruhigung des Nervensystems – eine Sache von neunzig Sekunden. Ja, du hast richtig gelesen. Neunzig Sekunden. Meistens sogar deutlich weniger!

> Wenn du Angst komplett zulässt, dauert die Welle der Emotion in deinem Körper im Normalfall sechzig bis neunzig Sekunden. Mehr nicht. Der Grund, warum wir Angst fast immer länger erleben, sind unsere Vermeidungsstrategien.

Wenn ich mit den Menschen in der Achtsamkeitsakademie darüber spreche und sie frage: »Würdest du es schaffen, dich diesen Symptomen und Emotionen neunzig Sekunden lang völlig widerstandslos hinzugeben?«, dann antworten fast alle mit: »Ja natürlich, neunzig Sekunden sind okay.«

Wenn du mit dem Befreiungsprozess beginnst, kann es länger dauern. Denn Myggie muss erst die Erfahrung machen, dass sie sicher ist. Sie darf lernen, sich in das Erleben hineinzuentspannen – und das braucht Zeit und Übung.

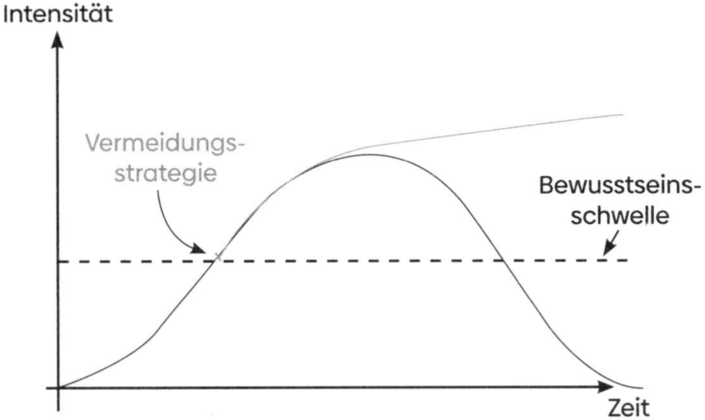

Die Gefühlskurve der Angst bei Anwendung einer Vermeidungsstrategie und ohne

Die Übung – das ist EFP. Damit kann unsere Myggie lernen, dass das, was sie als Gefahr bewerte, keine Gefahr darstellt. Je besser sie in der Lage ist, loszulassen und sich entspannt dem Erleben hinzugeben, umso schneller kann sich dein ganzes System beruhigen.

Bei Menschen mit starken Ängsten hat sich Myggie wie ein scheues Reh, das das Vertrauen in die Welt verloren hat, in eine Höhle zurückgezogen. Wir dürfen sanft zu ihr sein. Wir dürfen ihr immer wieder erlauben zu fühlen. Ihr zeigen, dass Gefühle kommen und gehen. Ihr die Erfahrung erlauben, dass Angst sicher ist und selbst stärkste körperliche Angstsymptome kommen und gehen. Sie darf lernen, dass unsere Vermeidungsstrategien nur dazu führen, dass das Unangenehme bleibt.

Mein Raus-aus-der-Angst-Tipp

Je bewusster du einen Angstmoment erlebst, umso besser! Denn dann kann deine Myggie lernen, dass nichts Schlimmes passiert, und sich nach und nach entspannen. Sie kann ihr Triggerarchiv ausmisten und kleiner werden lassen.

Aber natürlich: Im Feuer der Emotion stehen zu bleiben braucht Mut, Kraft und Geduld! Am liebsten würde ich in deiner nächsten Angstsituation neben dir stehen und dir immer wieder sagen: »Es ist okay. Du schaffst das. Lass los!«

Vielleicht hilft es dir, dir genau so einen Satz zu notieren und dir vorzulesen oder aufzusagen, wenn du das nächste Mal in der Angst bist. Oder es hilft dir, die vier Schritte des EFP aufzuschreiben, damit du diesem Prozess bald ganz selbstverständlich folgen kannst.

EFP-Schritt eins: Trigger wahrnehmen

Der erste Schritt erfordert, den Trigger wahrzunehmen, der die Angstreaktion ausgelöst hat. Dabei ist es wichtig zu verstehen, dass du nur so genau wahrnehmen kannst, wie bewusst du bist. Wenn deine Bewusstseinsschwelle hoch liegt, kann es sein, dass du die Angst erst bemerkst, wenn dein Herz schon rast und du zu schwitzen beginnst. Je bewusster du durch deine Achtsamkeitspraxis wirst, umso klarer und früher kannst du die Trigger wahrnehmen.

Was heißt das konkret? In Schritt eins bemerkst du, dass da ein Trigger war. Du stellst fest: »Aha, diese Schlagzeile hat etwas in mir ausgelöst«, »Oh, dieser Blick vom Chef hat Myggie aktiviert«, »Dass mein Herz so schnell schlägt, macht mir offenbar Angst« oder »Gerade habe ich an den Termin nächste Woche gedacht, schon bin ich unruhig«.

Nicht denken!

Mach es kurz. Du benennst den Trigger und gehst zu Schritt zwei über. Wenn du ihn nicht kennst, dann grübel nicht herum, was es gewesen sein könnte. Das ist nicht so wichtig. Es geht vor allem darum, dass du bemerkst, dass da etwas gewesen sein muss, was dir Angst macht. Du registrierst »Oh, irgendwas muss da gewesen sein« und gehst zu Schritt zwei über.

EFP-Schritt zwei: In den Körper

Der zweite Schritt im EFP ist, in den Körper zu gehen. Denn wie du bereits weißt, steigert sich der Verstand nur allzu gern ins Angsterleben hinein. Ein hilfloser Gedanke folgt dem nächsten, und der Teufelskreis nimmt Fahrt auf. Solange die Angst nicht körperlich geworden ist und Myggie das Nervensystem noch nicht aktiviert und den Hormoncocktail in den Körper geschossen hat, kannst du die hilflosen Gedanken auf mentaler Ebene loslassen, um den Teufelskreis erst gar nicht auszulösen. Doch meist sind wir zu Beginn noch nicht so bewusst, und das Angsterleben wurde schon körperlich, wenn wir es bemerken.

Darum gehen wir jetzt auch dorthin, wo wir die Angst erleben – in den Körper! Denn dort können wir den Ausstieg in die Freiheit schaffen. Bei diesem Schritt geht es darum, einfach wahrzunehmen, was auf der körperlichen Ebene passiert. Schließ also am besten die Augen und nimm wahr, was du empfindest, was du spürst. Du brauchst es nicht zu benennen und dir auch keine Vorstellung davon zu machen. Einfach nur wahrnehmen.

Das klingt theoretisch sehr einfach, ist aber für die meisten Menschen das Schwierigste überhaupt. Denn wenn sie die Augen schließen und in den Körper gehen, fühlen sie nicht wirklich ihren Körper, sondern betrachten ein inneres Bild von ihm. In der Psychologie nennt man das Top-down: Unser Gehirn legt über die eigentlichen Empfindungen eine Vorstellung von ihnen.

Hier geht es aber um Bottom-up: Der Körper sendet Signale nach oben ins Gehirn. Du schließt deine Augen und fühlst deinen Körper. Fühlst du die direkten Empfindungen, vielleicht Druck an einer Stelle, Leerheit an einer anderen, wiederum woanders Spannung oder Schwere, Kribbeln oder Wärme? Ein amorphes Feld an Empfindungen?

Oder hast du ein Bild deines Körpers vor Augen? Deine Vorstellung vom Körper (Top-down) ist *nicht* das Empfinden deines Körpers (Bottom-up). Das macht einen riesengroßen Unterschied, denn solange du noch in der Vorstellung bist, bist du in deinem Kopf. Was wir lernen wollen, ist, wieder die direkten Empfindungen des Körpers wahrzunehmen.

Wenn du beispielsweise den Atem beobachten möchtest, ist das nicht die Vorstellung eines Atemflusses, sondern es ist die feine Atemempfindung, wenn kühle Luft die Innenseite der Nasenflügel berührt. Es ist der sanfte Druck, wenn sich der Bauch hebt und senkt. Es ist die Kleidung, die du dabei auf der Haut spürst, und so weiter.

Wir dürfen die Fähigkeit, uns zu fühlen, ganz neu erlernen. Die Fertigkeit, die Vorgänge in unserem Körper wahrzunehmen und sie zu beobachten, ohne etwas verändern zu wollen, ohne etwas dazuzugeben oder wegzunehmen: einfaches Gewahrsein dessen, was ist.

Wir brauchen diese Empfindungen auch nicht zu benennen. Denn sobald du sie mit Worten bezeichnest, bist du nicht mehr im Fühlen, sondern bei den Worten. Du brauchst kein Denken, um zu fühlen. Fühle einfach! Wenn Angst in deinem Körper hochsteigt, sei dir dessen nur gewahr. Nimm sie als Erfahrung an. Erlaube dir, einfach nur damit zu sein. Tauche in die Angst ein, erfahre sie mit allen Sinnen. Erfahre, was du gerade in deinem Körper fühlst.

> Wenn du die Angst auf diese Art und Weise kennenlernst, für diesen Moment sogar die Angst selbst *bist*, dann wirst du erkennen, was sie wirklich ist: einfach nur eine Erfahrung, die passiert. Und dann bist du frei.

Der Schlüssel dazu, frei von schwierigen Emotionen, wie zum Beispiel Ängsten, zu sein, ist die Annahme der Emotion selbst. Das ist übrigens keine neue Erkenntnis, sondern tief verankert in alten Weisheitslehren wie dem Buddhismus. Auch neuere Erkenntnisse aus der Hirnforschung und Psychotherapie bestätigen es. Das große Problem dabei ist: Wir wollen unsere Emotionen nicht wirklich annehmen. Wir haben vielleicht verstanden, dass uns Annahme dabei helfen kann, freier zu werden – aber wir versuchen dann, etwas zu akzeptieren, um es wegzubekommen. Wir spielen nur ein Spiel namens »Annahme«.

Ich habe dieses Spiel tatsächlich über ein Jahr lang gespielt und so getan, als ob die Angst okay wäre. Aber innerlich wollte ich sie nicht wirklich. Dort wollte ich diese unangenehme Empfindung der Angst einfach nur weghaben. Und dass du dieses Buch jetzt liest, könnte darauf hindeuten, dass es bei dir ähnlich ist. Du unternimmst etwas, um deine Ängste loszuwerden.

Sobald wir den Ansatz des Annehmens vom Kopf her verstanden haben und wissen, dass Akzeptanz der Schlüssel ist, kann es so leicht passieren, dass wir uns einreden: »Ja, das Gefühl darf da sein. Ja, es ist okay, dass es da ist.« Doch in unserem Körper sieht es anders aus: Dort gibt es Spannung und Widerstand. Wie wir der direkten Empfindung der Angst begegnen, zeigt Ablehnung. Wir warten angespannt, wann wir endlich genug »angenommen« haben und wann die Angst weggeht. Wir heißen die Angst nicht willkommen, öffnen uns ihr nicht, so wie wir es bei freudvollen Emotionen tun würden.

Mein Rein-in-die-Achtsamkeit-Tipp

Solange du in dir einen Kampf fühlst, bist du noch nicht in der Annahme. Erlebst du in diesem zweiten EFP-Schritt einen inneren Konflikt, dann nimm auch das an und erkenne »Ah, ich kämpfe, also darf ich noch mehr zulassen«.

Wenn du in dir einen Kampf wahrnimmst, darf dies die Einladung sein, dich noch mehr in den Moment, noch mehr in die Erfahrung, noch mehr in die Emotion hineinzuentspannen. Es ist eine Einladung, vom Denken ins Fühlen zu gehen. Es ist die Einladung, weich zu werden, sanft zu werden, hinzusehen.

In meinem »Jahr der Annahme«, wie ich es nenne, in dem ich lernen durfte, wie wahrhaftiges Akzeptieren funktioniert, habe ich zwei Hilfsmittel gefunden, die dich unterstützen können, leichter in diese Widerstandslosigkeit zu finden. Es sind Raum und Zeit, und sie machen gemeinsam den dritten EFP-Schritt aus.

EFP-Schritt drei: Raum und Zeit

Wir haben Angst vor der Angst. Wir befürchten, die Emotion könnte so intensiv werden, dass wir sie nicht mehr kontrollieren können und sie uns völlig überschwemmt. Myggie hat Angst, die Kontrolle zu verlieren, und versucht aus diesem Grund, die

Angst im Zaum zu halten, während sie sie gleichzeitig wachhält. Der Verstand weiß: »Ich darf loslassen.« Myggie denkt: »Du kannst mich mal.«

In einem Meditations-Retreat entdeckte ich etwas sehr Hilfreiches: Wenn ich der direkten körperlichen Empfindung, die ich gerade erfahre, »Raum« schenke, ihr also erlaube, sich unendlich weit auszubreiten, schaffe ich es, Myggie zu überlisten. Zu ihrem Wohl natürlich. Das heißt, ich nehme eine Angstempfindung wahr, wie Druck, Enge, Kribbeln, Unruhe, Anspannung, Hitze, Kälte oder was auch immer, und erlaube ihr bewusst, sich auszubreiten. Ganz nach dem Prinzip: »Du möchtest gesehen werden? Hier ist deine Bühne. Bewege dich, zeige dich, wie du möchtest. Wenn du intensiver werden möchtest, tu es. Wenn du dich verändern möchtest, tu es. Ich bin hier und nehme friedvoll wahr …«

Das klappte wunderbar …, bis der Kopf fragte: »Und? Ist es vorbei?« Anfangs warten wir oft ungeduldig und prüfen ständig: »Ist es vorbei … Wann ist es vorbei?« Diese Ungeduld ist wie der Wolf im Schafsfell. In ihr versteckt sich die Angst selbst. Unsere Ungeduld zeigt, dass wir sie nicht annehmen wollen, dass wir noch immer Angst vor ihr haben. Was hier hilft, ist die Komponente der Zeit.

Während du also erlebst und wahrnimmst, was sich in dir zeigt, bist du in der Haltung von: »Ich erlaube dem, was ich fühle, für immer da zu sein.« Du gibst ihm unendlich viel Zeit.

Mein Rein-in-die-Achtsamkeit-Tipp

Mit EFP wirst du erleben, wie dein Körper alles regeln kann, wenn du ihn lässt. Wir mischen uns viel zu viel ein. Daher meine Einladung an dich: Gewinne das Vertrauen in deinen Körper zurück. Lass dein Herz schlagen! Lass den Magen verdauen! Und lass deine Emotionen fließen! Lass zu, dass sich dein Körper von dem befreit, was ihm nicht dient. Emotion für Emotion. Atemzug für Atemzug. Werde sanft und erlaube dem Leben, sich zu entfalten.

Dabei gibt es im Grunde nichts zu tun. Alles, was du »tun« musst, ist zuzulassen. Weine, schreie, lache, tanze, wenn es dich dazu drängt. Entspanne dich in den Strom der Emotion hinein und erlaube allem - bewusst und friedvoll -, so zu sein, wie es ist. Dein Körper ist hervorragend in der Lage, eine Wunde zu heilen, wenn du dich mit einem Messer geschnitten hast. Genauso ist er in der Lage, dich von altem emotionalem Ballast zu befreien. Der Schlüssel dazu ist Hingabe. Jedes Mal, wenn du bereit bist, dich einer Emotion zu öffnen, reinigt sich dein System.

Schränke dich bitte auch nicht ein, dass du beim dritten EFP-Schritt ausschließlich Angst erleben darfst. Sie schützt uns oft davor, noch schmerzvollere Emotionen zu fühlen. So ist Angst zwar höchst unangenehm, aber manchmal leichter zu ertragen als Trauer, Verletzlichkeit, Hilflosigkeit, Hoffnungslosigkeit, Ohnmacht, Ekel, Verlassenheitsgefühle, Sehnsucht, Schuld, Einsamkeit, Scham, Wut oder Verachtung.

Meine Reise in die Welt der Emotionen begann mit Angst und Panik. Das war aber nur die schmerzhafte Oberfläche, denn viel tiefer waren noch andere Gefühle. So lagen unter der Angst eine tiefe Einsamkeit und Traurigkeit vergraben, die weit zurück in meine Kindheit reichten. Ich hatte die Hoffnung, mit viel Arbeit, Leistung und Anerkennung ausreichend Liebe zu bekommen, um diese tiefe Einsamkeit kompensieren zu können – alles völlig unbewusst. Die Angst war der Antrieb, um weiterzumachen, zu kämpfen, irgendwie durchzuhalten.

Erst durch EFP – oder besser: den Weg, auf dem ich diese Methode entwickelt habe – konnte ich das erkennen. Als ich es schaffte, die Angst fließen zu lassen, zeigte sich diese Traurigkeit immer öfter. Ihr bin ich dann auf die genau gleiche Art begegnet wie der Angst. Ich habe sie als Energie angenommen, betrachtet, ihr Raum und Zeit gegeben und sie fließen lassen. Emotion für Emotion. Tiefer und tiefer hat sich mein System von den Altlasten befreit.

Wir müssen bei diesem Prozess nicht wissen, woher die Emotion kommt, die in uns ist. Wenn Bilder auftauchen, die uns den Ursprung zeigen, okay. Für den Prozess aber ist es völlig irrelevant. Es geht ums Fühlen.

Empfinde einfach aufrichtig, was sich zeigt. Wenn nach der Angst Einsamkeit auftaucht, fühle diese. Wenn sich Traurigkeit zeigt, fühle sie und weine. Wenn sich Hilflosigkeit oder Ohnmacht zeigt, erforsche diese. Wenn Wut kommt, sei wütend. Spüre das Feuer der Wut in dir.

EFP-Schritt vier: Veränderung wahrnehmen

Nichts bleibt, wie es ist. Alles, was kommt, geht. Auch Emotionen und Empfindungen unterliegen der Vergänglichkeit. Und genau das erlebst du im vierten EFP-Schritt. Achtsam beobachtest du, wie sich das, was in dir ist, wandelt. Wie Empfindungen und Erscheinungen schwächer werden und gehen und neuen Eindrücken Platz machen.

Du registrierst den Fluss der Energie. Zu Beginn fällt das den meisten Menschen schwer, da sie noch nicht das nötige Maß an Bewusstheit entwickelt haben, um sich so zu spüren. Aber das ist nicht schlimm. Nimm einfach wahr, was du wahrnimmst, und erkenne die Vergänglichkeit. Beobachte, was stärker wird und was sich abschwächt, was verschwindet und was kommt. Tanz den Tanz der Empfindungen. So friedvoll du kannst.

Die Leerheit nach der Angst

Wenn wir die Welle der Emotionen gesurft sind und sich die Energien beruhigt haben, kann es zu einer faszinierenden Erfahrung kommen, die ich gern als Leerheit bezeichne. Es ist eine Empfindung des »Nichtdaseins«, die ziemlich schwer zu beschreiben ist. Doch wenn wir uns auf sie einlassen, kann sie uns ihren Frieden offenbaren.

In dieser Leerheit steckt das wahre Gold des Emotionalen Freiheits-Prozesses. Myggie lernt beim Abfallen der Angstkurve nicht nur, dass ihre Alarmreaktion übertrieben war, sondern dein ganzes Wesen kann nach der Erfahrung in diese Leerheit eintauchen und regenerieren. Es wäre daher zu schade, wenn du dich am Ende des Prozesses zu schnell wieder in den Alltag begibst und dich von dieser Leere ablenkst.

Mein Rein-in-die-Achtsamkeit-Tipp

Wenn ich Menschen durch den EFP begleite, sagen sie am Ende oft, sie fühlen »nichts mehr«, es fühle sich »leer« an. Ich lade sie – und nun auch dich – dann gern dazu ein, sich in diese Leerheit hinein zu entspannen. Auch ihr Raum und Zeit zu schenken.

Es kann sehr hilfreich sein, während dieser Leerheit in den Bereich deines Herzens zu spüren. Lass dich fallen, gib dich hin, öffne dich allem, was erlebbar wird, und erfahre das Geschenk, das sich hinter dem Vorhang dieses Phänomens der Leerheit versteckt.

Mitgefühl mit dir selbst

Das schönste Geschenk, das die Angst mir beschert hat, war, dass ich mich selbst lieben lernte. Dass ich anfing, mir selbst mitfühlend zu begegnen, besonders dann, wenn das Leben voller Herausforderungen war. In Situationen, in denen ich früher hart mit mir ins Gericht gegangen bin, war da plötzlich eine liebevolle Stimme in mir, die mich unterstützte und mir Mut zusprach, statt mich – so wie früher – kleinzumachen.

Ich wundere mich immer wieder, warum in keinem Fachbuch zur Angst über Liebe gesprochen wird. Ist das nicht so, als ob alle Menschen zusammen in einem dunklen Raum sitzen und sich über die Dunkelheit beschweren würden? Jeder philosophiert über die Dunkelheit, beschwert sich über die Dunkelheit, jammert über die Dunkelheit, versucht irgendwie, sich Strategien zu überlegen, um mit ihr klarzukommen. Das komplette Leben dreht sich um die Dunkelheit.

Kaum jemand spricht vom Licht. Kaum jemand geht zur Tür und verlässt diesen dunklen Raum.

Wenn du dieses Buch bis hierhin gelesen hast, dann hast du dich gemeinsam mit mir intensiv mit der Dunkelheit beschäftigt. Doch du hast es auf eine konstruktive Weise getan. Du hast gewissermaßen in diesem dunklen Raum nach Licht gesucht – in dem Vertrauen, dass es dieses Licht gibt. Auch für dich. Wenn du die Übungen, die ich dir hier ans Herz lege, schon zu praktizieren begonnen hast, dann hast du die Tür dieses dunklen Raumes sogar schon geöffnet. Du siehst, wie das Licht hereinfällt. Der Weg hinaus in die Freiheit steht dir offen.

Du hast genug gelitten. Du hast genug gekämpft. Jetzt ist der Zeitpunkt da, wo es leichter werden darf. Es wird nicht immer leicht sein, aber immer leichter, wenn du dranbleibst. Wo Licht ist, ist keine Dunkelheit. Und:

Wo Liebe ist, ist keine Angst

Warum fange ich jetzt an, über die Liebe zu sprechen? Vor zehn Jahren wäre mir das furchtbar peinlich gewesen, und ich hätte jeden, der darüber philosophiert, als esoterischen Spinner abgetan. Heute sehe ich das ganz anders. Heute weiß ich, dass unsere Angst im Grunde immer auch ein verzweifelter Schrei nach Liebe ist.

Warum tun wir, was wir tun? Warum arbeiten wir, bis wir umfallen? Warum häufen wir Geld und Besitz an? Warum springen wir von einer Beziehung zur nächsten oder leiden daran, keine zu haben oder nicht die richtige? Warum quälen wir uns so ab – auf einer Erde, die doch ein Paradies sein könnte?

Wonach wir so verzweifelt suchen, das ist immer nur Sicherheit oder Liebe. Und wenn wir die Liebe wirklich hätten, dann wäre uns auch die Sicherheit nicht mehr wichtig. Liebe ist ein so tiefes Gefühl von Erfüllung und Verbundenheit, das nichts mehr offen lässt, keinen Wunsch, keine Sehnsucht. Das Streben nach Sicherheit hingegen offenbart auch nur versteckte Ängste. Denn wie dir bereits beim Thema Vergänglichkeit klar geworden sein dürfte, gibt es die Sicherheit, der wir nachlaufen, gar nicht. Alles wird wieder vergehen. Alles kommt und geht. Und wenn wir in der Liebe sind, können wir das zutiefst annehmen.

Nicht das Streben nach Sicherheit befreit uns von der Angst, sondern die Liebe. Wenn du das verstanden hast, hältst du den Schlüssel in deiner Hand.

Liebe ist dabei nicht einfach das Gefühl zwischen zwei Menschen, die eine Partnerschaft leben. Liebe ist unendlich viel mehr. Denn lieben kannst du jeden Menschen, jedes Wesen, Tiere, Pflanzen, Landschaften, Kunstwerke, deine Arbeit, bestimmte Tätigkeiten, bestimmte innere Zustände, ja das Leben selbst, das Lebendigsein, das pure Sein. Liebe schließt nichts aus. Sie hat nichts mit Mögen oder nicht Mögen zu tun. Und sie schließt ganz ausdrücklich dich selbst mit ein.

In meiner Vorstellung ist Liebe wie ein Licht, das ich in mir trage. So weit, wie mein Herz geöffnet ist, so hell leuchtet das Licht. Und die Welt um mich herum ist in meinem Bild voller Spiegel. Meine Beziehung ist ein Spiegel, mein Beruf ist ein Spiegel, mein Sohn ist ein Spiegel, meine Hobbys sind Spiegel, meine Familie, alles. Sie reflektieren das, was ich in mir trage, und ich sehe im Außen nur, was in mir ist. Ist Liebe in mir, dann begegnet mir überall Liebe.

Ein Weg, diese Liebe wirklich zu erfahren, ist das Mitgefühl mit dir selbst. Und weißt du, was das Wundervolle ist? Wenn du dich mit all den Anregungen aus diesem Buch aus dem Leiden an der Angst heraus- und in die Achtsamkeit hineinbegibst, dann wird ganz von selbst immer mehr Liebe in dir wachsen.

Mein Rein-in-die Achtsamkeit-Tipp

Der ganze Prozess der Befreiung von der Angst und deinem Leiden daran ist anspruchsvoll. Es ist tendenziell ein langer Weg, der dir phasenweise einiges abverlangen wird. Schenk dir deswegen all deine Liebe, während du ihn gehst. Sei sanft mit dir. Sei lieber langsam, als dass du dich drängst. Bleib dran, aber geh in deinem Tempo. Tu dir gut. Und erlebe all die kleinen Freuden unterwegs ganz bewusst und dankbar. Wenn du wieder mal eine Nacht erholsam durchgeschlafen hast. Wenn du merkst, dass ein typischer Trigger – wie der kritische Blick deines Chefs oder ein Ziehen in der Brust – gar nicht mehr die gleiche Angst oder Sorge in dir ausgelöst hat wie noch vor ein paar Wochen. Wenn du die Emotion Angst einmal wirklich erleben und dabeibleiben konntest, bis sie von selbst verschwand. Das sind so wertvolle Momente! Feiere dich dafür. Und bleib dran.

Da mir das Thema Selbstmitgefühl so unglaublich wichtig geworden ist, werde ich dazu in der nächsten Zeit noch ein Buch schreiben. Für unseren Zusammenhang hier möchte ich dir jetzt jemanden vorstellen, mit dessen Hilfe du dich auf deinem Weg, mit der Angst neu umzugehen, immer wieder in Liebe und Selbstmitgefühl verankern kannst.

Der innere Erwachsene

Psychologisch gesehen bist du keine geschlossene Einheit, die nur mit einer einzigen Stimme spricht. Es gibt viele Anteile in dir, wie du sicher schon festgestellt hast. Ganz wichtig sind dabei zwei Persönlichkeitsbereiche, die wir inneres Kind und inneren Erwachsenen nennen. Ersteres versammelt in sich all die Erfahrungen, die du als Kind gemacht hast, und es enthält auch alle kindlichen Regungen, deine Neugierde, deine Freude an Spaß und Spiel. Je nachdem, wie stark du als Kind verletzt worden bist, kann dein inneres Kind sehr eingeschüchtert sein, sehr vorsichtig, ängstlich oder auch rebellisch und schnell wütend.

Wenn im Alltag etwas passiert, was alte Verletzungen in dir triggert, passiert es ganz leicht, dass du in diesen kindlichen Anteil hineinrutschst. Dann fühlst du dich klein, ohnmächtig, verraten und verlassen. Vielleicht wütest du herum oder vergräbst dich in deiner Angst.

Allein schon das Wissen darum, dass in uns ein kindlicher Anteil lebt, der ab und zu die Führung übernimmt, kann dir helfen. Du weißt dann, dass es Zeit ist, auf eine andere Ebene zu wechseln.

Diese andere Ebene ist ein weiterer Teil deiner Persönlichkeit: der innere liebevolle Erwachsene. Ganz egal, was du in deiner Kindheit erlebt hast, du hast einen Anteil in dir, der deinem inneren Kind in jedem Moment zur Seite stehen kann. Denn dieser innere Erwachsene hat all die Qualitäten in sich, die du als Kind bei deinen Eltern und in deinem Umfeld vielleicht vermisst hast.

- Der innere Erwachsene ist mitfühlend.
- Er kann emotionalen Schmerz aushalten, ohne sich darin zu verlieren.
- Er glaubt deine negativen und dich selbst abwertenden Gedanken nicht.
- Er steht dem kindlichen Anteil in dir bei, tröstet ihn und hilft ihm durch schwierige Erfahrungen hindurch.
- Während das Kind nur das in sich hat, was du in deinen ersten Lebensjahren erfahren hast (es ist dann einfach nicht mehr weitergewachsen), kann der innere Erwachsene auf das ganze Wissen zurückgreifen, das du dir be-

reits angeeignet hast, auf all deine Erfahrungen, auf alle Ressourcen und Qualitäten, die du dir bereits erarbeitet oder einfach bewusst gemacht hast.

- Der innere Erwachsene erlaubt dir in jedem Moment, so zu sein, wie du bist.
- Er nimmt sich Zeit für deine Nöte und Bedürfnisse.
- Er hört bewusst mit voller Präsenz zu, um wirklich zu verstehen.
- Der innere Erwachsene weiß, dass Glück und Erfüllung aus dem immer neuen Blick nach innen erwachsen.

Klingt gut, so jemanden bei sich zu haben, oder? Und tatsächlich ist ein solcher Persönlichkeitsanteil in dir. Wenn dir in der Kindheit ein liebender Erwachsener gefehlt hat, der in schweren Zeiten zu dir gehalten hat, kann es schwierig sein, diesen Teil heute in dir zu erkennen. Doch der liebevolle Erwachsene lebt in uns allen!

Leichter erkennen wir ihn in unserer Interaktion mit anderen. Und über diesen kleinen »Umweg« lade ich dich ein, ihn in dir zu entdecken.

Wie zeigt sich dein innerer Erwachsener im Außen?

- Wie verhältst du dich, wenn dir ein Freund, eine Freundin von ihrem Kummer erzählt?
- Wie bist du, was sagst du, wenn dir jemand offenbart, dass er Angst hat?
- Wie fühlst du dich jemandem gegenüber, der dir von seinen schlaflosen Nächten erzählt?
- Welchen Impuls spürst du, wenn du siehst, dass es jemandem nicht gut geht?

- Mit welcher Haltung begegnest du einem Baby, einem kleinen Kind oder einem Kätzchen?

Spür einmal nach, mit welcher Stimme, aus welchem Anteil deiner selbst heraus du diese Fragen beantwortet hast. Immer wenn du für andere da bist und ihnen beistehst, ist dein innerer Erwachsener aktiv geworden. Und genau diesen erwachsenen Teil von dir, diese mitfühlende und erfahrene Instanz, kannst du auch für dich selbst nutzen – während du mit Ängsten zu tun hast, aber auch ganz allgemein in deinem Leben.

Bei so vielen Menschen ist dieser fürsorgliche innere Persönlichkeitsanteil nur aktiv, wenn sie mit ihren Liebsten in Kontakt sind. Und die meisten kommen erstaunlicherweise nie darauf, sich selbst diese Fürsorge angedeihen zu lassen. Doch genau dazu möchte ich dich einladen.

Um den liebenden Erwachsenen in dir sichtbar zu machen und zu stärken, ist es vor allem nötig, ihm Raum zu schenken. Die Frage ist nämlich nicht, ob so ein Anteil da ist oder nicht. Er ist in jeder und jedem von uns. Und er gewinnt an Kraft und an Einfluss in deinem Leben, wenn du ihm deine Aufmerksamkeit gibst.

Es ist wie in dieser Geschichte von dem Mädchen, das mit seiner Großmutter, einer weisen Schamanin, eines Abends am Feuer saß. Die Großmutter erzählte ihrer Enkeltochter von den zwei Wölfen, die in der Brust eines jeden Menschen kämpfen. Der eine ist der Wolf des Mitgefühls, er ist voller Verständnis und Liebe. Der andere Wolf ist voller Gier, Angst, Wut und Schuld. Unentwegt sind beide in einen Kampf verwickelt.

Die Enkeltochter hörte gespannt zu und fragte dann: »Großmutter, welcher Wolf gewinnt?«

Die alte Schamanin lächelte und antwortete: »Der Wolf, den du fütterst.«

Wir alle haben diese beiden Wölfe in uns. Der fürsorgliche Erwachsene in dir steht für den Wolf des Mitgefühls. Vielleicht hast du ihn in deinem bisherigen Leben nur sehr selten gefüttert und dich kaum um ihn gekümmert. Möglicherweise wusstest du nicht einmal, dass es ihn gibt. Doch jetzt weißt du es. Jetzt kannst du für ihn sorgen, kannst ihm einen viel größeren Platz in deinem Herzen und in deinem Leben einräumen. Möglichkeiten dafür hast du unendlich viele. Der wesentliche Schritt ist damit getan, dass du dir dieses Anteils bewusst geworden bist. Es ist so wichtig, ihn nie wieder zu vergessen.

Nähre deinen Wolf des Mitgefühls, deinen inneren Erwachsenen

Hier sind ein paar praktische Möglichkeiten, wie du deinem inneren Erwachsenen mehr Raum und Zeit schenken kannst. Auf diese Weise machst du ihn stärker und profitierst gleichzeitig von seiner Weisheit und Güte. Denn je stärker dein innerer Erwachsener ist und je klarer du dir darüber bewusst bist, dass er in deinem Leben ist, umso mehr kann er wiederum dich unterstützen – auch in Momenten der Angst.

- Frage dich in schwierigen Momenten oder Situationen: Was würde mein innerer liebender Erwachsener jetzt tun? Was würde er sagen?
- Wende dich in solchen Augenblicken auch direkt an ihn. Setz dich beispielsweise hin, schließ die Augen und frage nach innen: »Mein lieber innerer Erwachsener, kannst du mich hören? Ich bitte dich um deine Unterstützung …« Und

dann kannst du ihm schildern, was dich bewegt. Lausche nun, ob du irgendeinen Impuls erfährst. Vielleicht kommt dir eine Idee in den Sinn, was du tun kannst. Vielleicht fühlst du dich einfach getröstet. Es gibt so viele Möglichkeiten.

- Du kannst sogar direkt in einen inneren Dialog zwischen deinem vielleicht gerade verängstigten Ich und deinem inneren Erwachsenen gehen. Oder du lädst den inneren Erwachsenen ein, mit deinem inneren Kind zu sprechen, das sich gerade fürchtet. Höre, wie er dem Kind Mut zuspricht und Dinge sagt wie: »Es ist in Ordnung, sich so zu fühlen, wie du dich gerade fühlst. Erlaube es dir einfach, und bald wird es dir auch wieder besser gehen. Ich bin für dich da. Ich unterstütze dich. Du bist wundervoll …«
- Mit der Zeit wird es dir immer leichter fallen, mit deinem Bewusstsein direkt in der Instanz des liebevollen inneren Erwachsenen zu sein. Du denkst, sprichst und reagierst aus diesem Persönlichkeitsanteil heraus. Zum Beispiel so:
  - Wenn du an dir zweifelst, sprichst du dir selbst gut zu.
  - Wenn du dich wütend oder ängstlich fühlst, erlaubst du dir diese Emotionen.
  - Wenn du traurig bist, nimmst du dich selbst in den Arm.
  - Wenn du bemerkt, dass du negativ denkst, stoppst du dich selbst dabei und lenkst deine Gedanken darauf, wofür du dankbar bist, auch dir selbst.
  - Wenn du meinst, etwas falsch gemacht zu haben, erinnerst du dich selbst daran, dass du okay bist, so wie du bist, und dass du immer dein Bestes gibst, so wie es dir gerade möglich ist.
  - Wenn du in einer Angst zu versinken drohst, erinnerst du dich an die praktischen Übungen in diesem Buch und wirst mit irgendeiner davon aktiv.

Gib dir selbst, was du vermisst

Wenn du den inneren Erwachsenen immer mehr in dein Alltagsbewusstsein rücken lässt, kann dir das sehr viel Kraft und neue Zuversicht geben. Der alte Kampf kann enden, weil da jemand ist, der dir zeigt, dass Stärke etwas sehr Sanftes und Liebevolles ist.

Und es gibt noch einen weiteren Aspekt: Es könnte nämlich sein, dass ein Teil von dir irgendeinen Gewinn von deiner Angst hat. Dieser Teil benötigt deine aufrichtige Aufmerksamkeit. Denn dieser versteckte Aspekt ist es, der die Angst unbewusst aufrechterhält.

Vielleicht hast du schon früh in deinem Leben die Erfahrung gemacht, dass man sich liebevoll um dich kümmert, wenn du Angst hast. Und du hast begonnen, deine Angst mit einer Extraportion Zuwendung zu verknüpfen. Unbewusst bist du also »gern« in deiner Angst.

Könnte das sein? Beobachte das einmal in deinem Alltag. Bekommst du mehr Aufmerksamkeit oder sogar Liebe, wenn du unter Ängsten leidest?

Dein Weg heraus aus der Angst kann sehr viel leichter werden, wenn du beginnst, dir selbst das zu geben, wonach du dich sehnst: Aufmerksamkeit, Anerkennung, Liebe. Damit kannst du so viel gewinnen! Und die Angst kann sich lösen, denn der »Leidensgewinn« ist nicht mehr nötig. Du fühlst dich bereits geliebt. Und genau dabei kann dir dein innerer liebevoller Erwachsener enorm helfen.

Liebe ist jetzt

Als ich einmal selbst ein Meditations-Retreat abgehalten habe, brachte ich nach dem Essen meinen Teller zurück in die Küche und sah auf dem Weg nach draußen eine Postkarte, auf der stand: »Geh so, als ob deine Füße den Boden küssen würden.« Dieses kleine Zitat hat mich so wundervoll an die Liebe erinnert, dass ich einfach meine Schuhe auszog und nach draußen ging. Ich bin eine Stunde in der Natur herumgelaufen, und mit jedem Mal, wenn ich einen Fuß abgesetzt habe, habe ich mir vorgestellt, den Boden mit meinen Fußsohlen zu küssen. Wie erfüllt, glaubst du, habe ich mich nach dieser Stunde gefühlt? Diese so simple Sache – einfach in der Natur herumzulaufen und mit den Fußsohlen bewusst den Boden zu küssen – hat mir mehr Erfüllung geschenkt als all die Jahre als Student und Ingenieur, in denen ich glaubte, für meinen Traum einfach noch ein bisschen mehr kämpfen zu müssen.

Wir denken so oft, dass die Lösungen kompliziert sein müssen. Dabei sind die wirklich erfüllenden Dinge ganz einfach. Und immer hängen sie ganz eng mit unserem Bewusstsein zusammen. Sind wir achtsam, dann ist da auch dieses kleine Glück, diese Erfüllung, die nichts weiter verlangt.

Du kannst sie sofort erleben. Was auch immer du jetzt tust, tu es mit voller Hingabe. Wenn du etwas berührst, dann tue es so sanft und liebevoll wie möglich. Wenn du dir dein Gesicht wäschst oder die Hände, fühle es so vollkommen, wie du nur kannst. Spüre das Wasser, spüre die Wärme oder Kühle, rieche den Duft der Seife, sei mit all deinen Sinnen bei dem, was in diesem Moment geschieht. Wenn du deiner Arbeit nachgehst, haste nicht so sehr einem Ziel oder Ergebnis entgegen, sondern erlebe jede Handbewegung, jede kleine Tätigkeit, jeden Vorgang ganz bewusst.

Gib dich den kleinen Dingen des gegenwärtigen Augenblicks ganz hin. Nichts könnte erfüllender sein.

Was ich auch sehr liebe: Wenn ich mit jemandem spreche, kümmere ich mich gar nicht so sehr darum, was ich sagen will, sondern ich versuche einfach, diesem anderen Menschen so viel Aufmerksamkeit und Liebe zu geben, wie es mir nur möglich ist. Ohne großes Tun. Einfach aus meiner inneren Haltung heraus.

Wenn du Liebe erleben möchtest, dann warte nicht darauf, dass sie irgendwann um die Ecke kommt. Liebe einfach alles, was da ist. Die kleinen wie die großen Dinge, völlig egal. Liebe das Lesen dieses Buches. Liebe jedes Wort. Liebe, wie es sich anfühlt zu lesen. Liebe es, wie du sitzt oder liegst. Liebe es, wie du atmest.

Wie du siehst, ist Liebe einfacher, als du denkst. Und sie ist auch nicht selten, sie ist überall. Sie verströmt ihre Kostbarkeit in jedem Moment deines Lebens. Das wahrzunehmen ist deine Entscheidung. Immer neu.

Mein Raus-aus-der-Angst-Tipp

Auch das ist ein wundervoller Weg heraus aus der Angst: Entscheide dich immer häufiger für die Liebe. Entscheide dich dafür, einfach das zu lieben, was jetzt ist. So wird die Liebe wachsen – wie eine Pflanze, die du hegst und pflegst. Sie wird aufblühen. Entscheide dich einfach für die Liebe.

Jetzt.

Und jetzt.

Und jetzt.

Entscheide dich für die Liebe, und jeder Tag wird zu einem Fest. Und es wird eine Kraft in dir wachsen, mit der du auch deine Angst von Herzen lieben kannst. Angst vor ihr wirst du dann nicht mehr haben.

All-in: Begegne dem Leben voll und ganz

Wir sind in diesem Buch gemeinsam eine unglaublich weite und intensive Wegstrecke gegangen. Ich kann dir gar nicht sagen, wie froh und dankbar ich bin, dass du weiterhin hier dabei bist. Es beweist so viel Mut und so viel Entschlossenheit, sich all dem, was ich hier beschrieben habe, zu stellen. Zugleich ist es nun mal der Weg zur Erfüllung: Wir müssen all dem ins Auge schauen, was uns hiervon abhält. Und je mehr Übung wir darin haben, umso leichter wird es.

Haben wir aus dem Tal des Leidens herausgefunden, darf es endlich vermehrt darum gehen, sich den eigenen Wünschen und freudigen Zielen zuzuwenden. Genau dazu möchte ich dich jetzt ermutigen. Die Herausforderungen werden bleiben, doch wir können immer besser damit umgehen.

Wie willst du leben?

Im Angst-Loslassen-Kurs der Achtsamkeitsakademie stelle ich immer wieder gern die Frage: »Wie wäre dein Leben, wenn du dir etwas wünschen könntest?« Die häufigste Antwort ist dann »keine Ängste mehr haben« oder «keine Panikattacken mehr«.

Mehr kommt an dieser Stelle selten. Die wenigsten Menschen haben offenbar noch Träume, Ziele oder sogar Visionen für ihr Leben. Wir vergessen dabei leider allzu oft, dass wir sinnstiftende Wesen sind. Wir sind hier, um unserem Leben einen Sinn zu geben, etwas zu erschaffen, etwas zu erfahren, etwas zu geben und zu erleben. Weil wir diesen inneren Freiheitsdrang so oft erst unterdrückt und dann durch unsere Ängste ganz aufgegeben haben, haben wir gleichzeitig eine unglaubliche Kraft in uns aufgegeben. Die sinnstiftende Kraft, Träumen und Visionen zu folgen.

> Was mir schlussendlich half, wirklich frei von meinen Ängsten zu werden, war eine Vision für mein Leben und für die Welt, so wie ich sie gern den Menschen nach mir hinterlassen möchte.

Ich kann mich noch gut an einen ganz besonderen Tag in meinem Leben erinnern. Ich war im Urlaub an der Nordsee, es war die Zeit, als ich bereits mein Psychologiestudium begonnen hatte und intensiv auf der Reise zu mir selbst war. Viele wichtige Erkenntnisse hatte ich bereits gewonnen und auch schon vereinzelt begonnen, Menschen in Coachings auf ihrem Weg zu unterstützen.

Wie jeden Morgen ging ich sehr früh zum Strand, um mit der aufgehenden Sonne in einer Morgenmeditation den Tag zu beginnen. Doch dieser Morgen sollte ein ganz besonderer sein. Friedvoll atmete ich zum sanften Rauschen der Wellen. Einatmen – Ausatmen. Alles kommt – alles geht. Ich fand so tief in die Meditation wie selten zuvor. Jegliche zeitliche und räumliche Vorstellung löste sich auf. »Ich« fühlte mich verbunden mit mir und damit der ganzen Welt. Und auf einmal kam ein Gedanke, eine Stimme. Ich weiß gar nicht, wie ich es beschreiben soll, ohne dass es irgendwie übersinnlich klingt. Ich wusste plötzlich glasklar, was meine Vision ist. Ich wusste: Meine Aufgabe ist es, die Menschen beim Aufwachen zu unterstützen.

Es war einer dieser nicht mit Worten zu beschreibenden Momente. Mein Herz ging auf. Ich fühlte eine unglaubliche Liebe. Es war eine Hocherfahrung wie selten zuvor. Ich weiß nicht mehr, wie lange ich noch dort im Sand saß. Irgendwann öffnete ich die Augen, streckte mich und ging langsam und beseelt am Strand entlang zurück zum Hotel. Langsam kehrte mein Alltagsbewusstsein wieder, und das erste Gedankenangebot, das ich wahrnahm, war: »Oh Gott, wie soll ich das bloß schaffen?«

Es ist eine Erinnerung, die mich immer wieder zum Schmunzeln bringt. Zum einen war da die Unendlichkeit und die größte Verbundenheit, die wir als Mensch erfahren können, in der alles genau so richtig ist, wie es ist. Und dann folgten die zutiefst menschlichen Selbstzweifel. Aber das Spannendste war, ab diesem Moment wusste ich genau: Ich gehe »all-in«. Ich stelle mich dem Leben. Ganz und gar. Ich stelle mich allen Aufgaben, die mir auf diesem Weg begegnen werden.

Wusste ich ab diesem Moment genau, was ich zu tun hatte, und war auf einmal alles leicht und nur noch voller Freude? Nein, natürlich nicht. Oft sogar im Gegenteil. Dieser Weg zwang und zwingt mich immer wieder, meine Komfortzone zu verlassen, in Bereiche vorzudringen, die ich nicht kenne, wo ich mich unsicher oder sogar ängstlich fühle. Dieser Weg fordert mich immer wieder heraus, mich völlig nackt zu zeigen und gleichzeitig unglaublich viel Verantwortung zu übernehmen.

Aber ich stelle mich jeder Herausforderung, wenn ich Menschen dabei helfen kann, bewusster und freudvoller zu leben. Glaub mir, meine ersten Seminare mit vielen Teilnehmenden waren alles andere als leicht für mich. Für jemanden, dessen Weg mit Tausenden von Panikattacken begonnen hat, war das eine echte Herausforderung. Ebenso, eine kleine Firma aufzubauen mit einem Team, für das ich verantwortlich bin. Unter anderem dafür, dass alle ihr Dach über dem Kopf zahlen können und das Essen auf dem Tisch. So viel Verantwortung zu übernehmen ist nicht leicht. Und gleichzeitig in vielen Bereichen die Kontrolle an andere im Unternehmen abzugeben – das war für jemanden, dessen Vergangenheit von Angst bestimmt war, ebenfalls herausfordernd. Was ich dir damit sagen möchte: Das Leben, für das ich mich entschieden habe, ist, dieser Vision zu folgen, und das bedeutet auch, sich dem zu stellen, was auf genau diesem Weg wartet.

Gleichzeitig merke ich: Je mehr ich all-in gehe, umso mehr offenbart sich das Leben selbst. Je tiefer ich mich kennenlerne, umso mehr Verbindung fühle ich. Je mehr Wunden ich heile, umso ganzer fühle ich mich. Und je mehr ich mich all dem hingebe, umso erfüllter fühle ich mich. Das alles bedeutet nicht, dass ich nur noch grinse und ständig gut drauf bin. Das anzustreben hieße wieder, einer Illusion aufzusitzen.

> Frei vom Schmerz des Lebens zu sein bedeutet nicht, ihn nicht mehr erleben zu müssen. Es bedeutet, frei inmitten von allem zu sein. Frei von der Angst zu sein bedeutet nicht, sie nicht mehr erleben zu müssen. Es bedeutet, frei inmitten von allem zu sein.

Wenn du beginnst, bewusst aus deiner Komfortzone herauszutreten und deinen Ängsten mit Wachheit und Neugier zu begegnen, ist die Angst nichts Lähmendes mehr, sondern etwas Lebendiges. Sie fesselt dich nicht mehr, sondern schenkt dir Energie. Angst ist nur unangenehm, solange wir gegen sie kämpfen. Wenn wir ihr aber mit offenen Augen und vor allem mit offenem Herzen begegnen, schenkt sie uns Kraft zum Wachsen. Und nur was wächst, lebt. Alles andere stirbt.

Diese Art, dem Leben zu begegnen, bringt wieder Feuer, Begeisterung und Abenteuer. Das Leben selbst schenkt dir dann intensive Momente, die dir ein Gefühl der Erfüllung geben.

Deine Vision von deinem Leben

Ich habe dir die fast schon esoterisch klingende Geschichte von mir am Strand erzählt. Ich weiß, wir wünschen uns alle, dass uns der Blitz trifft und wir von da an wissen, was das Richtige für uns im Leben ist. Doch wieder begrenzen wir uns nur selbst, wenn wir glauben, dass es diesen Blitz der Lebensaufgabe braucht. Ich persönlich glaube nicht mal an eine Lebensaufgabe. Ich denke, wir alle haben viele Aufgaben hier, und am Ende geht es vor allem darum, wie präsent wir erleben, was uns begegnet. Für mich war dieser Moment am Strand einfach der liebevolle Arschtritt des Universums, mich endlich dem Leben voll zu stellen. Und dein Arschtritt kommt ganz liebevoll von mir hier am Ende dieses Buches.

Was, denkst du, könnte das Leben zu dir in so einem Moment am Strand sagen? Hast du davon eine Ahnung?

Wenn ich dich so etwas frage, dann beginnst du vielleicht, wie die meisten Menschen nach einer großen, erhabenen Vision zu suchen. Doch es muss gar nicht dieses eine Riesending sein, für das wir hier in der Welt sind. Es geht auch gar nicht darum, die Welt zu verändern. Wenn das deine Mission ist, schön!

Es geht darum, das Leben aufrichtig und voll zu erleben.

Sicher kennst du diese Momente, in denen dir das Herz aufgeht. Wenn dich dein Kind anlächelt. Wenn du eine innige Verbindung zu deinem Liebsten oder deiner Liebsten spürst. Wenn du jemandem helfen konntest, der in Not war. Wenn du beim Spaziergang im Wald plötzlich ein Reh entdeckst. Wenn dir das Leben ganz leise eine wundervolle Überraschung beschert. Wenn ein Gebet erhört wurde. Oder auch, wenn du zum ersten Mal die Emotion Angst als Welle in dir erleben konntest, ohne davon weggespült zu werden. Geht es im Leben nicht genau um solche Momente? Ich denke, uns führt genau das, wobei uns das Herz aufgeht, zu unserer wahren Erfüllung.

Wie willst du leben?

Was möchtest du tun, wenn dich die Ängste nicht mehr beherrschen und du deine Freiheit zurückerobert hast? Frag dich einfach mal: Worauf hast du wirklich Lust in deinem weiteren Leben?

Du kannst auch noch einmal die sogenannte Wunderfrage nutzen: Stell dir vor, du wachst morgen früh auf und bist völlig befreit von deinen Ängsten. Was würdest du tun? Was würdest du mit deinem Leben anstellen wollen? Was würdest du gern erreichen?

Wir können auch noch anders fragen: Was würdest du beginnen, wenn du wüsstest, dass du nicht scheitern kannst? Was würdest du tun, wenn du ohne jeden Zweifel an deine Fähigkeiten glauben würdest? Was würdest du anfangen, wenn Geld keine Rolle spielt und Anerkennung nicht wichtig ist?

Vielleicht hilft es dir auch, dich daran zu erinnern, was du als Kind gern gemacht hast. Wobei konntest du dich ganz vergessen und völlig im Moment aufgehen? Und was davon kannst du heute neu beleben?

Sei ehrlich und trau dich, es ernst zu nehmen. Was berührt dein Herz? Was bringt dich zum Lachen und zum Tanzen?

Ich weiß, wie sehr sich Menschen mit starken Ängsten zurückziehen und einschränken. Mir selbst ging es in einem extremen Maße so. Und ich möchte dich hier am Ende dieses Buches so gern ermuntern, dich wieder herauszutrauen. Dir wieder etwas zuzutrauen. Trau dich, an dich zu glauben und das zu finden, was dir Erfüllung gibt. Trau dich dabei auch, verrückt zu denken, trau dich, groß zu denken, anders zu denken. Dort draußen, außerhalb deiner selbst gezimmerten Box, wartet das Leben. Ein Leben voller Liebe, Abenteuer, Nervenkitzel, voller Emotionen. Eine Vielfalt an Erfahrungen.

Jede und jeder von uns fühlt sich auf andere Weise lebendig. Viele denken bei solchen Worten zuerst an große Reisen, fremde Kulturen und sportliche Abenteuer. Das kann es sein. Es kann aber auch sein, dass du dich leidenschaftlich für vernachlässigte Kinder oder für den Umweltschutz einsetzt. Dass du deine künstlerische Seite auslebst oder deinen Körper herausforderst, um herauszufinden, was so alles in ihm steckt. Oder dass du stiller wirst und dich ganz deinem inneren Weg hingibst, vielleicht in einer spirituellen Gemeinschaft. Wir haben heute unendlich viele Möglichkeiten. Du kannst überall auf der Welt leben. Und auf die absolut unterschiedlichsten Weisen.

Deine Bucket-Liste

Kennst du diese Listen? Du notierst darauf, was du noch erleben oder erreichen möchtest. Du kannst einen Zeitraum festlegen, vielleicht zehn Jahre, du kannst sie aber auch für dein ganzes Leben erstellen.

Nimm dir also ein frisches Textdokument oder ein Blatt Papier und notiere dir alles, was du in diesem Zeitraum oder insgesamt in deinem Leben noch erfahren willst. Vom Fallschirmsprung über die Reise nach Kanada, um Eisbären zu sehen, von der Mithilfe in einer sozialen Hilfsorganisation oder der Ayurveda-Kur bis hin zur Coaching-Ausbildung, einem eigenen Garten oder der Versöhnung mit einem Menschen, der dir wichtig ist und mit dem es vor einiger Zeit großen Streit gab. Lass dir Zeit für diese Liste und notiere immer wieder darauf, was dir in diesem Leben wirklich wichtig ist. Was dir Freude macht. Was dir das Herz aufgehen lässt.

Hast du deine Liste fertig, geht es ans freudige Abhaken. Und du kannst sie dir an weniger freudigen Tagen auch einfach vornehmen und durchlesen und dich auf all das freuen, was du dir selbst noch schenken wirst.

Eine Übereinkunft mit dem Leben

Als ich mich entschieden hatte, nicht mehr wegzulaufen, hat sich meine Leben radikal verändert. Ich habe ein Commitment mit mir selbst und mit dem Leben getroffen und erneuere es täglich: Ich bin hier, um andere Menschen in ihrem Bewusstwerdungs- und Heilungsprozess zu unterstützen. Und ich gehe durch alles hindurch, was mir auf diesem Weg begegnet. Was auch immer aufkommt, ich schaue es an. Ich laufe nicht mehr weg und verdränge nicht mehr.

Ich lebe das mit aller Konsequenz. So habe ich beispielsweise vor einiger Zeit ein Seminar gegeben. Am vierten Tag stand ich vor etwa einhundert Menschen und hielt einen Vortrag. Plötzlich spürte ich, wie eine enorme Angst in mir aufstieg. Das war ungewöhnlich, denn mittlerweile bin ich es gewohnt, vor so vielen Menschen zu sprechen. Doch da war diese Angst – und ich blieb meinem Commitment treu. Ich schloss die Augen und ging nach innen. Still stand ich dort für etwa fünf Minuten. Mitten in meinem Vortrag, während einhundert Menschen warteten. Als die Welle der Angstenergie in mir abgeklungen war, sprach ich weiter.

Ein solches Commitment lege ich auch dir ans Herz. Es ist dein großes Ja zum Leben, mit dem du sagst: »Hallo Leben, hier bin ich. Ich bin bereit. Bereit, mich weiterzuentwickeln. Bereit, meine Aufgaben zu erfüllen. Bereit zu wachsen – für mich selbst, für mein Umfeld und letztlich für die ganze Erde. Ich laufe nicht mehr weg. Ich schaue alles an, was aufkommt.«

Wenn du an dir arbeitest, wenn du immer wieder nach innen blickst und dort für Frieden sorgst, wird das natürlich dein Leben verändern. Es wird aber auch jenes der Menschen in deinem Umfeld verändern, deiner Lieben, deiner Nachbarn, deiner Kollegen – aller Menschen, denen du begegnest. Denn tatsächlich ist der Einfluss, den jede und jeder Einzelne in dieser Welt hat, sehr viel größer, als wir meist glauben.

Damit erwarte ich natürlich nicht von dir, dass du in einem beruflichen Meeting plötzlich für fünf Minuten die Augen schließt, um mit einer Emotion zu sein. Aber du kannst bemerken, dass etwas in dir auftaucht, und dich später darum kümmern. Es geht nicht darum, irgendwie seltsam zu werden und sein alltägliches Leben nicht mehr führen zu können. Es geht darum, auf die beste Weise weiterzugehen und immer friedvoller und erfüllter zu werden. Denn genau das ist es doch, was wir alle brauchen, jede und jeder Einzelne und auch wir alle zusammen als Menschheit.

Mein Rein-ins-Leben-Tipp

Finde dein Commitment. Finde deine Vereinbarung mit dem Leben. Wozu bist du bereit? Warum bist du hier? Was möchtest du dir und dem Leben versprechen und es täglich noch einmal bekräftigen? Eine solche Vereinbarung ist wie ein Raketenantrieb für das persönliche und das spirituelle Wachstum.

Ich wünsche mir eine Welt, in der die Menschen von Begeisterung und Liebe motiviert werden und nicht von Angst. Das klingt vielleicht wie ein romantischer Traum, aber es ist wichtig. Und es unterstreicht die Bedeutung des eben besprochenen Commitments.

Wenn wir in den Spiegel der Welt schauen, dann sehen wir dort so viel Gewalt, so viel Zerstörung und rücksichtslose Verschwendung, so viel Stress und Druck, Leid und Elend. All das ist ein Resultat dessen, wie es im Inneren von uns Menschen aussieht. Niemand, der in sich Frieden, Freude und Liebe spürt, würde auf die Idee kommen, herzlos mit anderen umzugehen und diesen Planeten derartig zu verwüsten. Niemand, der zufrieden ist, würde einen Krieg beginnen. Niemand, der Mitgefühl in seinem Herzen fühlt, würde für seinen eigenen Weg das Leid anderer in Kauf nehmen.

Wo also können wir beginnen, etwas zu verändern? In uns!

Um dich genau dazu anzuregen, habe ich dieses Buch geschrieben. Für dich und für diese Welt. Damit auch die nächsten Generationen noch einen Planeten vorfinden, auf dem es Freude macht zu leben. Eine Welt, in der es nicht ums Funktionieren und Besitzanhäufen geht, sondern darum, wirklich zu leben.

Noch einmal zusammengefasst: Deine Wege heraus aus der Angst

Wenn wir viel Neues gelernt haben, besteht die Gefahr, dass wir es zwar verstehen, aber nicht praktizieren. Ganz besonders dann, wenn Angst im Spiel ist. Vielleicht hast du beim Lesen in diesem Buch viele Aha-Erlebnisse gehabt und spannende Erkenntnisse über dich gewonnen. Und besonders wünsche ich mir, dass du bereits die ersten neuen Erfahrungen mit der Angst sammeln konntest.

Ich möchte dir hier noch mal eine kleine Übersicht geben, die dir helfen soll, dir das Gelernte ins Gedächtnis zu rufen, damit dir das Praktizieren leichter fällt. Diese Seiten sind auch für dich da, wenn du einmal kurz nachschlagen möchtest, was du jetzt tun kannst, wo du ansetzen und hinschauen kannst. Das Folgende ist aus meiner Erfahrung und der mit den Menschen in der Achtsamkeitsakademie (www.achtsamkeitsakademie.de) im Umgang mit der Angst zentral.

Verstehen

Es ist so entscheidend, dass wir verstehen, was los ist! »Was passiert da mit mir? Ist es Angst, ist es doch eine physische Krankheit, ist es schon Panik? Erlebe nur ich so etwas, oder geht es vielen anderen auch so? Was genau geschieht in meinem Körper und in meinem Gehirn? Und wo kann ich ansetzen, um wieder entspannt und glücklich leben zu können?« Solche drängenden Fragen findest du in den ersten beiden Hauptkapiteln dieses Buches beantwortet. Dort schildere ich recht ausführlich meine Erfahrungen mit der Angst und mit unzähligen Panikattacken. Ich beschreibe dir, wozu Angst dient und was sie im Wesen und in ihren Erscheinungen ausmacht. Hier kannst du immer wieder nachlesen, um dein Verständnis dessen, was du erlebst, zu vertiefen. Verstehen steht am Beginn der Veränderung.

Hilfe in Akutsituationen

Das dritte Kapitel gibt dir ohne viel Theorie praktische Hilfestellungen für die Momente, in denen du bereits in einer Angst oder sogar Panikattacke steckst. Natürlich ist es sinnvoll, diese Informationen aufzunehmen, wenn es dir gerade gut geht, damit du sie für Akutsituationen parat hast.

Was hilft in Momenten akuter Angst oder Panik?

- Erkennen, dass es Angst ist, was in dir aktiv ist
- Rettungsanker-Frage: Ist jetzt eine Gefahr da?
- Fokus auf den Ausatem
- Hineinspüren in die Füße
- Erlauben, dass da sein darf, was ohnehin da ist und was geschehen will
- Achtsames Wahrnehmen der Gedanken, Emotionen und Empfindungen
- Emotionaler Freiheits-Prozess EFP, wenn du ihn bereits kennst (du findest die Anleitung im Kapitel »Emotionen fühlen – und der Emotionale Freiheits-Prozess [EFP]«)

Achtsamkeit – der Schlüssel zur Freiheit

Achtsamkeit und Meditation sind die Basis eines bewussten und erfüllten Lebens. Sie führen uns nach innen, statt dass wir weiterhin im Außen versuchen, die Welt so zurechtzurücken, wie wir meinen sie zu brauchen. Eine regelmäßige Praxis ist aus meiner Sicht daher das Wichtigste, was du für dich tun kannst. Und das nicht nur, wenn Ängste ein Thema für dich sind. Die Vorzüge einer solchen Praxis sind vielfältig, gut belegt und einfach nur wundervoll. Siehe dazu das Kapitel »Die Befreiung vom Leid: Achtsamkeit« und sehr ausführlich, praktisch und motivierend mein Buch *Meditation. Stress und Ängste loswerden und endlich den Geist beruhigen.*

Dauerhaft frei von Angst

Was du in akuten Angstsituationen für dich tun kannst, macht dich zunächst einmal handlungsfähig und bereit, deinen Alltag zu gestalten. Wenn du die vorgeschlagenen Tools wieder und wieder anwendest, wann immer eine Angst in dir ist, wird das bereits dein Weg, deine Ängste wirklich an der Wurzel zu lösen.

Was ich dir im fünften Kapitel an zusätzlichen intensiven Möglichkeiten der Befreiung vorgestellt und ans Herz gelegt habe, kannst du jederzeit darüber hinaus nutzen. Wichtig für eine transformierende Erfahrung ist es dranzubleiben – sanft und konsequent.

- **Mut, der Angst zu begegnen.** Damit beginnt es. Du bist bereit, dir deine Angst anzuschauen. Ansonsten läufst du dein Leben lang vor ihr davon. Begegnest du ihr bewusst, kannst du dich aus ihrem Gefängnis befreien. Siehe das Kapitel »Dein Mut, der Angst zu begegnen«.

- **Klug denken.** Auf der mentalen Ebene entstehen viele Ängste oder verstärken sich. Und genau dort kannst du auch ansetzen, um dich daraus zu befreien. Du kannst lernen, hilflose Gedanken zu entmachten und dir ressourcenorientierte Fragen zu stellen. Die Achtsamkeit hilft dir außerdem zu erkennen, dass Gedanken einfach Erscheinungen sind, die kommen und gehen. Siehe dazu das Kapitel »Du bist nicht dein Denken«.
- **Wer glaubst du zu sein?** Eine wesentliche Quelle für unsere Ängste sind Identifikationen. Machst du dich auf den Weg zu erkennen, wer du bist – und wer du nicht bist –, werden sie unnötig. Siehe auch dazu das Kapitel »Du bist nicht dein Denken«.
- **Befürchtungen entmachten.** Ängste richten sich auf die Zukunft. Sorgen und Grübeln ebenso. Sie tauchen auf, wenn die erlebte Realität und deine Wünsche/Vorstellungen nicht zusammenpassen. Kommst du in Frieden mit dem, was ist und was sein könnte, verschwindet diese Spannung. Die Angst kann sich lösen. Mehr dazu im Kapitel »Der Zukunft den Schrecken nehmen«.
- **Emotionen erleben.** Erfahren kannst du Angst nur in deinem Körper. Dort kannst du lernen, die Welle der Emotion zu surfen und jede Angst vor der Angst zu verlieren. Deine Amygdala wird umtrainiert und darf sich immer mehr entspannen. Siehe das Kapitel »Emotionen fühlen – und der Emotionale Freiheits-Prozess (EFP)«.
- **Ins Selbstmitgefühl kommen.** Der innere Weg ist herausfordernd. Er gelingt umso leichter, wenn du ihn mit Sanftheit und Mitgefühl für dich selbst gehst. Dein innerer liebender Erwachsener steht dir dabei zur Seite.

Nach und nach wächst die Liebe in dir. Und wo Liebe ist, ist keine Angst. Mehr dazu im Kapitel »Mitgefühl mit dir selbst«.

- **Es wirklich wollen.** Dein Leben mit den Ängsten war schwer genug. Lass dich nicht mehr vom Leid antreiben, sondern von deinen Träumen und Visionen hinaufziehen in leichtere Stimmungen. Entscheide dich, dem Leben ganz und gar zu begegnen und alles anzuschauen, was dir begegnen will. Das beschleunigt deinen Weg heraus aus der Angst und macht ihn freudvoller. Siehe das Kapitel »All-in: Begegne dem Leben voll und ganz«.

Ich wünsche mir so sehr, dass dich dieses Buch auf deiner Reise im Leben und jener zu dir selbst unterstützt. In diesem Werk steckt enorm viel Erfahrung, Wissen, Liebe und Freude von mir. Wenn du diese Zeilen liest, bist du fast am Ende angekommen, und ich hoffe, dass das Buch ab jetzt nicht nur dekorativ in deinem Bücherregal bleibt, sondern dir auf deinem Weg zur Befreiung von Ängsten weiterhin dienen wird. Bevor ich jetzt »Bis bald« sagen darf, möchte ich dir noch ein paar Worte mitgeben, die mir besonders wichtig sind.

Die Schönheit des ungesicherten Lebens

Wir Menschen haben die Tendenz, nach Sicherheit zu streben. Das ist die unbewusste Reaktion auf die Ängste, die wir in uns tragen. Diese Sehnsucht nach Sicherheit, die uns unsere tiefsten Ängste nehmen soll, finden wir überall um uns herum. In unserem Gesundheitswesen, das uns am besten für immer am Leben halten will. In den unzähligen Versicherungen, die uns vor allen möglichen Schäden schützen sollen. Im Staat und seiner Exekutive, die uns vor Gewalt und Unrecht schützen sollen. Unser gesamtes System wurde mit dem Ziel aufgebaut, uns möglich viel Sicherheit zu schenken. Das hat seine Berechtigung – aber auch seine Grenzen. Und seine Tücken.

Offensichtlich ist ja: Je mehr Sicherheit wir schaffen, umso mehr Angst scheinen die Menschen zu haben, bis hin zur Angststörung. Also setzen wir weitere Sicherheitsversuche obendrauf. Dieses Spiel wird so lange weitergehen, bis wir endlich erkennen, dass es so etwas wie Sicherheit nicht gibt. Ganz egal, wie weit sich unsere Menschheit technologisch entwickelt – nichts wird uns absolute Sicherheit geben können. Das Geschenk des Lebens hat letztlich doch ein Preisschild – und darauf steht: Tod.

> Was wir bei unseren unzähligen Versuchen, das Leben zu kontrollieren, nicht erkennen, ist, dass die Unsicherheit, die Vergänglichkeit zugleich die Schönheit des Lebens ausmacht.

Ohne Vergänglichkeit würden wir ewig im gleichen Trott leben. Jede Besonderheit, jedes Abenteuer würde seinen Reiz einbüßen – denn wir könnten alles so oft haben, wie wir wollten. Und wir könnten auch nicht sterben, uns kann nichts passieren, also sind nicht mal die wildesten Abenteuer wirklich aufregend. Und spätestens nach dem tausendsten Sonnenuntergang, dem zehntausendsten Urlaub am Meer wird es langweilig.

Der Grund, warum ein Großteil der Menschen trotz Vergänglichkeit ständig im gleichen Trott lebt, ist, dass sie den Tod verdrängt haben. Jemand, der sich seiner Vergänglichkeit ganz gewahr ist, begegnet dem jetzigen Moment bewusst und voller Lebendigkeit, weil es alles ist, was er hat und was er jemals haben wird!

Stell dir vor, ein Löwenzahn auf der Wiese würde sich bei Sonnenaufgang, während der Tau auf seinen Blättern schimmert, Gedanken darüber machen, dass er bald sterben könnte. Er ist der ständigen Gefahr ausgesetzt, von einem Kind gepflückt, von einer Ziege gefressen oder von einem Rasenmäher umgeschnitten zu werden. Aber die Schönheit des Löwenzahns macht genau das aus. Er strahlt im Morgentau, wiegt sich im Wind, schenkt Bienen Nektar. Einfach so. Für einen Löwenzahn ist es nicht wichtig, wie lange er lebt. Er lebt einfach. Und wenn er von einem Kind gepflückt, von einer Ziege gefressen wird oder einfach verwelkt, kehrt er schlussendlich dahin zurück, woher er kam. Der Löwenzahn hat gelebt. Würde er sich ans Leben klammern, würde der Kampf ihn wohl hässlich machen.

Der Löwenzahn kann dich vieles lehren. Alles Natürliche, nicht von uns Menschen Kontrollierte kann dich lehren. Denn alles um dich herum lädt dich ein, es tiefer, empfindsamer, achtsamer zu betrachten und die Schönheit im zeitlosen Moment der Gegenwart zu entdecken. Wenn du den Löwenzahn sanft im Wind schaukeln siehst, während die Sonne ihn streichelt und die Bienen um ihn herum summen, wenn du nur hörst, nur siehst, nur bist – dann ist da nur Leben. Keine Angst. Nur Jetzt.

Wir klammern uns an die Zeit und wollen, dass die Kapelle nie aufhört zu spielen. Doch stell dir vor, das schönste Musikstück würde wieder und wieder erklingen. Für immer. Erst würdest du dich wundern, dann würde es dich stören, bald richtiggehend quälen, und irgendwann würdest du es nicht einmal mehr hören. Denn ohne Veränderung wirst du mit der Zeit automatisch blind für das, was da immer gleich um dich ist.

Das Beispiel mit der Musik magst du schnell verstehen, aber vermutlich denkst du: »Wenn ich nicht mehr sterben müsste, ist das ja etwas vollkommen anderes.« Glaub mir, es wäre genau das Gleiche. Du müsstest nichts mehr tun, weil du alles auf morgen verschieben könntest. Du würdest einfach im Bett liegen bleiben, weil du weißt, dass du ja noch ewig Zeit hast. Du wirst merken, dass das Leben immer lustloser, freudloser, trister wird. Alles wird einerlei, alles verschwimmt, alles stirbt, obwohl es noch lebt. So sind das Leben und der Tod wie die Klänge eines Gedichts oder wie das Lied eines Vogels. Ton – Stille, Ton – Stille. Leben – Tod, Leben – Tod.

Eines, was mich die Meditationspraxis gelehrt hat, ist, dass ein Augenblick in tiefer Liebe die Ewigkeit ist und dass er alles ist, was ich brauche. Ich hatte die Ehre, bereits mit vielen lange praktizierenden Mönchen zu meditieren. Ein alter Mönch sagte einmal in einer Teepause zu mir: »Peter, ich würde lieber nur einen Tag in voller Bewusstheit leben, als hundert Jahre unbewusst.« Ja, wir können hundert Jahre lang verzweifelt versuchen, Sicherheit aufzubauen, und dabei in der Angst leben. Oder wir können einfach leben.

Weißt du, wenn du danach strebst, sicher vor dem Fluss des Lebens zu sein, dann musst du dich künstlich von ihm trennen. Dabei aber verlierst du deine Lebendigkeit.

Zum Glück haben wir die Wahl. Wir können uns entscheiden, uns diesem Moment mit all seinen Emotionen, Erscheinungen und allem Drumherum zu öffnen. Empfindsam zu werden, sanft zu werden, alles, nicht nur die Freude, sondern auch den Schmerz willkommen zu heißen. Wir können uns entscheiden, alles zu fühlen, alles zuzulassen, uns vollkommen hinzugeben. Jedes Mal, wenn wir gegen etwas kämpfen und Widerstand im Geist oder im Körper spüren, können wir uns dem öffnen und damit eine Grenze einreißen. Immer wieder neu. Grenze für Grenze. So werden wir grenzenlos – wie der Geist Buddhas. Ein offener, grenzenloser, unendlich weiter Geist, in dem alles Platz hat, der nichts ausschließt.

Ein Geist, der sich vor nichts verschließt und allem Raum gibt, ist frei von Angst.

Für mich ist die Angst, in welcher Form auch immer, eine Einladung, uns in sie hinein zu entspannen, loszulassen und ein Stück offener zu werden. Unser Geist wird auf diesem Weg immer weiter und freier. Nimm also deine Ängste als Einladung vom Leben, Grenzen einzureißen und dich zu öffnen, um das zu werden, was du schon immer warst.

Anhang

Angebote von Peter Beer

Unter www.peter-beer.de findest du alles über mich und meine Mission, Achtsamkeit und Bewusstheit in den Menschen zu erwecken. Hier gibt es auch alle Informationen zu meinen Büchern, Hörbüchern, Videos, Podcasts und Live-Seminaren.

Unter www.peter-beer.de/achtsamkeit finden sich viele Bonusmaterialien zu diesem Buch – Videos, geführte Meditationen und einiges mehr.

Auch auf die Website www.achtsamkeitsakademie.de lade ich dich sehr herzlich ein. Die von mir gegründete Achtsamkeitsakademie ist ein Online-Mitgliederbereich, in dem du verschiedene Videokurse, geführte Meditationen und Impulse für mehr

Achtsamkeit im Leben findest. Dazu gibt es hier eine stetig wachsende Community für Austausch und gegenseitige Unterstützung. Schau vorbei, wenn du dir mehr Ruhe und Ausgeglichenheit, besseren Schlaf und mehr Lebensfreude wünschst, wenn du aus Ängsten herausfinden oder Stress hinter dir lassen willst.

Anmerkungen

1 Vgl. https://www.stiftung-gesundheitswissen.de/wissen/angst stoerung/hintergrund (zuletzt abgerufen am 25. Mai 2022).

2 Vgl. Peter Beer: *Meditation. Stress und Ängste loswerden und endlich den Geist beruhigen,* Arkana, München 2021.

3 David Chadwick: *To Shine One Corner of the World. Moments with Shunryū Suzuki,* Broadway, New York 2001.

4 Vgl. Eckhart Tolle: *Torwege zum Jetzt. Die drei Techniken zu höherem Bewusstsein,* Arkana, München 2003.

5 Die Frage »Ist das wahr?« ist die erste von vier Fragen der Methode The Work von Byron Katie. Mit dieser Technik, die letztlich viel mehr als eine Technik ist, sondern eine Geistesschulung, die zu einer sehr wachen und liebevollen Haltung dem Leben gegenüber führt, kannst du dich von all deinen leidvollen Gedanken sehr effektiv befreien. Mehr dazu findest du im Buch *Lieben, was ist* von Byron Katie (Arkana 2002) und im Praxisbuch zu The Work *Vier Fragen, die alles verändern* von Ralf Heske (Gräfe und Unzer 2020).

Literaturverzeichnis

Peter Beer: *Meditation. Stress und Ängste loswerden und endlich den Geist beruhigen,* Arkana, München 2021.

David Chadwick: *To Shine One Corner of the World. Moments with Shunryū Suzuki,* Broadway, New York 2001.

Ralf Heske: *Vier Fragen, die alles verändern. Das große Praxisbuch für The Work nach Byron Katie,* GU, München 2020.

Byron Katie: *Lieben, was ist. Wie vier Fragen Ihr Leben verändern können,* Arkana, München 2002.

Eckhart Tolle: *Torwege zum Jetzt. Die drei Techniken zu höherem Bewusstsein,* Arkana, München 2003.

Übersicht Bonusmaterialien

Register

D

E

K

L

M

N

O

P

Mehr Gelassenheit im Alltag und im Job.

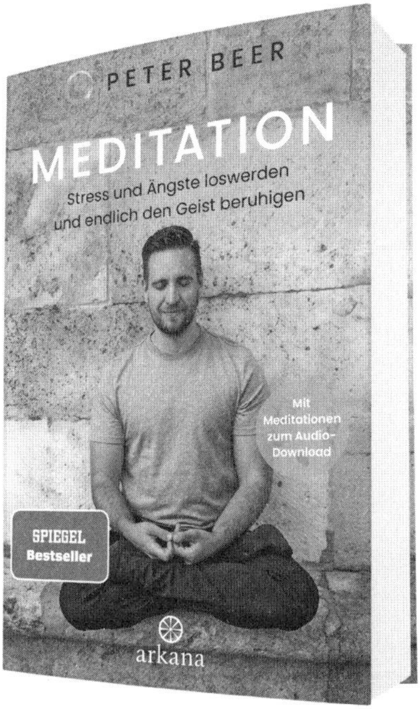

336 Seiten. ISBN 978-3-442-34277-8
Auch als E-Book erhältlich

Peter Beer führt ein scheinbar perfektes Leben: Studienabschluss, Karriere, erfolgreich im Job – und dennoch fühlt er sich total ausgebrannt. Als er in dieser tiefen Krise den uralten Heilweg der Meditation für sich entdeckt, kann er endlich (auf-)atmen und beschließt sein Leben umzukrempeln. Heute ist er einer der erfolgreichsten Achtsamkeitslehrer und begeistert mit seiner unorthodoxen Art Hunderttausende Menschen für das Sitzen in Stille. Seine Vision: Meditieren soll das neue Joggen werden. In seinem Meditations-Guide zeigt Peter Schritt für Schritt, wie wir im Lotossitz wieder zu uns selbst finden, emotionale Tiefs überwinden, negative Glaubenssätze loslassen und aus miesen Tagen gute machen. Mit exklusiven Audiomeditationen für den direkten Einstieg.

arkana

Jack Kornfields Meisterwerk über buddhistische Psychologie

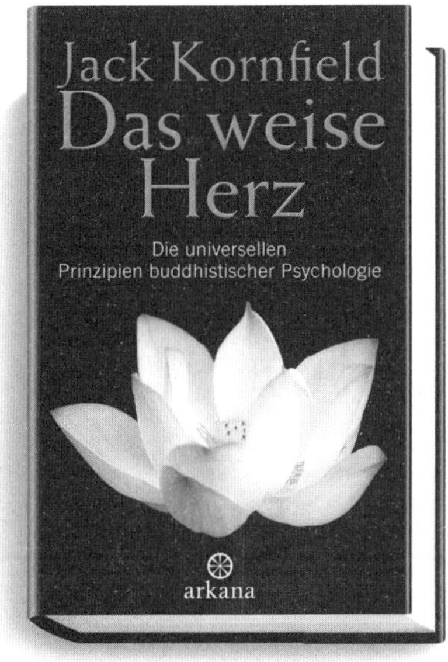

576 Seiten. ISBN 978-3-442-33812-2

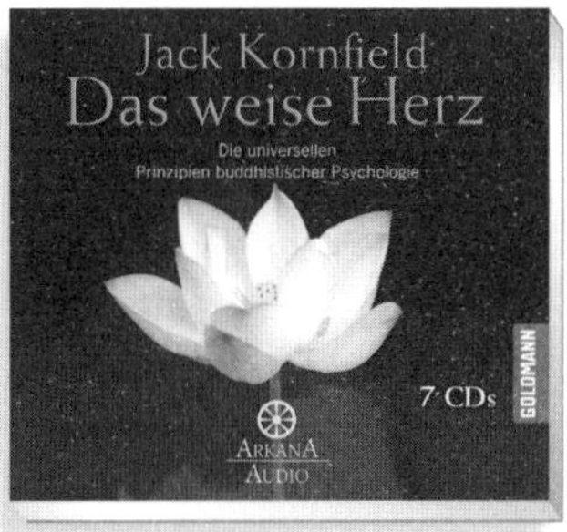

Auch als Hörbuch!
7 CDs. ISBN 978-3-442-33937-2

»Das weise Herz« beschreibt den Buddhismus als ermutigendes psychologisches Konzept – ein machtvolles Buch der Heilung und zugleich eine Laudatio auf Buddha als den größten Heiler.

arkana